Evelyn Hoyer

Selektive retrograde Koronarperfusion

Evelyn Hoyer

Selektive retrograde Koronarperfusion

Ischämiemarker und Zytokinfreisetzungen während myokardialer Ischämie und Reperfusion am Schweinemodell

Südwestdeutscher Verlag für Hochschulschriften

Impressum / Imprint
Bibliografische Information der Deutschen Nationalbibliothek: Die Deutsche Nationalbibliothek verzeichnet diese Publikation in der Deutschen Nationalbibliografie; detaillierte bibliografische Daten sind im Internet über http://dnb.d-nb.de abrufbar.
Alle in diesem Buch genannten Marken und Produktnamen unterliegen warenzeichen-, marken- oder patentrechtlichem Schutz bzw. sind Warenzeichen oder eingetragene Warenzeichen der jeweiligen Inhaber. Die Wiedergabe von Marken, Produktnamen, Gebrauchsnamen, Handelsnamen, Warenbezeichnungen u.s.w. in diesem Werk berechtigt auch ohne besondere Kennzeichnung nicht zu der Annahme, dass solche Namen im Sinne der Warenzeichen- und Markenschutzgesetzgebung als frei zu betrachten wären und daher von jedermann benutzt werden dürften.

Bibliographic information published by the Deutsche Nationalbibliothek: The Deutsche Nationalbibliothek lists this publication in the Deutsche Nationalbibliografie; detailed bibliographic data are available in the Internet at http://dnb.d-nb.de.
Any brand names and product names mentioned in this book are subject to trademark, brand or patent protection and are trademarks or registered trademarks of their respective holders. The use of brand names, product names, common names, trade names, product descriptions etc. even without a particular marking in this works is in no way to be construed to mean that such names may be regarded as unrestricted in respect of trademark and brand protection legislation and could thus be used by anyone.

Coverbild / Cover image: www.ingimage.com

Verlag / Publisher:
Südwestdeutscher Verlag für Hochschulschriften
ist ein Imprint der / is a trademark of
OmniScriptum GmbH & Co. KG
Heinrich-Böcking-Str. 6-8, 66121 Saarbrücken, Deutschland / Germany
Email: info@svh-verlag.de

Herstellung: siehe letzte Seite /
Printed at: see last page
ISBN: 978-3-8381-3778-0

Zugl. / Approved by: Erlangen, FAU, Diss., 2013

Copyright © 2014 OmniScriptum GmbH & Co. KG
Alle Rechte vorbehalten. / All rights reserved. Saarbrücken 2014

Inhaltsverzeichnis

1 Zusammenfassung 1
    1.1   Hintergrund und Ziele 1
    1.2   Methoden 1
    1.3   Ergebnisse und Beobachtungen 2
    1.4   Fazit 2

2 Abstract 3
    2.1   Background 3
    2.2   Methods 3
    2.3   Results 3
    2.4   Conclusion 4

3 Einleitung 5
    3.1   Pathophysiologie der koronaren Herzkrankheit und ischämischen Kardiomyopathie 5
    3.2   Epidemiologische Bedeutung der KHK 6
    3.3   Momentan angewandte Verfahren zur Myokard-revaskularisation ... 7
    3.4   Das kardiale Venensystem 8
        3.4.1   Anatomie: ein duales System 8
        3.4.2   Strukturelle und funktionelle Besonderheiten 9
    3.5   Geschichte der Retroperfusion 12
        3.5.1   Globale Retroperfusion durch Arterialisierung des Koronarsinus ... 13
        3.5.2   Selektive Retroperfusion durch Arterialisierung der Koronarvenen ... 13
    3.6   Kathetergestützte Verfahren zur temporären Retroperfusion 14
    3.7   Kathetergestützte Verfahren zur definitiven Retroperfusion 17
    3.8   Bisherige klinische Erfahrungen mit der Arterialisierung kardialer Venen ... 21
    3.9   Fragestellung und Ziel der vorliegenden Arbeit 22

4 Material und Methoden 24
    4.1   Versuchsplanung und Durchführung 24
        4.1.1   Tiere 24
        4.1.2   Phase I: Bypass-Anlage 25
            4.1.2.1   Vorbereitung, Narkose und intraoperatives Monitoring ... 25
            4.1.2.2   Operationsablauf 26
        4.1.3   Phase II: weitere Haltung und Cardio-CT 29
        4.1.4   Phase III: Explantation und histologische Untersuchung des Herzen ... 29

4.2　Untersuchte Laborparameter und Messmethoden 29
   4.2.1　Blutgasanalyse (BGA) 30
   4.2.2　Klinische Marker der myokardialen Ischämie 31
      4.2.2.1　Lactat 31
      4.2.2.2　Die kardialen Troponine 32
   4.2.3　Zytokinmarker des Ischämie/Reperfusionsschadens 35
      4.2.3.1　Bestimmung der Zytokine 37
      4.2.3.2　Freisetzung der Zytokine 37
4.3　Statistische Datenanalyse 39

5　Ergebnisse 40

5.1　Basisversuchsdaten 40
   5.1.1　Versuchstiere 40
   5.1.2　OP-Zeiten 41
5.2　Phase I: Bypass-Anlage 42
   5.2.1　Intraoperative Bestimmung der Troponin I-Konzentration 42
   5.2.2　Intraoperative Bestimmung der Lactat-Konzentration 43
   5.2.3　Intraoperative Bestimmungen der Zytokinkonzentrationen ... 45
      5.2.3.1　TNF-α 45
      5.2.3.2　Interleukin-6 51
      5.2.3.3　Interleukin-8 56
      5.2.3.4　Interleukin-10 60
5.3　Phase II und III 60
   5.3.1　Troponin I 61
   5.3.2　Lactat 61
   5.3.3　Zytokine 62

6　Diskussion 63

6.1　Verlauf der Troponin I-Konzentration 64
6.2　Verlauf der Lactat-Konzentration 65
6.3　Verlauf der Zytokinkonzentrationen 67
   6.3.1　TNF-α 67
   6.3.2　Interleukin-6 70
   6.3.3　Interleukin-8 73
   6.3.4　Interleukin-10 75
6.4　Mögliche Einflussfaktoren auf intraoperative Zytokinproduktion und Erhebung der Konzentrationen 77
   6.4.1　Anästhesie und weitere perioperativ verabreichte Pharmaka .. 77

6.4.2 Perioperativer Stress, vorbestehende Infektionen, Hämodilution, Sternotomie-Effekt 81
6.4.3 Genetischer Polymorphismus als möglicher Einflussfaktor 83
6.5 Schlussfolgerungen 84
6.5.1 Effektivität des Retrobypass anhand etablierter Ischämiemarker 84
6.5.2 Zytokine als Marker kardialer Ischämie und Reperfusion 85

7 Literaturverzeichnis 87

8 Abbildungsverzeichnis 96

9 Abkürzungsverzeichnis 97

1 Zusammenfassung

1.1 Hintergrund und Ziele

Erkrankungen des Herz-Kreislauf-Systems sind Todesursache Nummer eins in den westlichen Industrienationen. Etwa 15-20% der KHK-Patienten können von keinem der momentan angewandten Verfahren zur Myokardrevaskularisation profitieren (Schätzwert auf Basis der DGTHG-Datenbank). Die selektive retrograde Koronarperfusion(kurz Retrobypass) bietet eine alternative Möglichkeit der Myokardrevaskularisation, die jedoch nach einigen vielversprechenden Vorversuchen und teilweise auch ersten Anwendungen am Menschen zunehmend aus dem Fokus wissenschaftlicher Forschung geraten ist. Ziel der vorliegenden Arbeit war es, am Schweinemodell das Verhalten typischer klinischer Ischämiemarker nach Reperfusion durch Etablierung eines Retrobypass zu untersuchen. Besonderes Augenmerk lag dabei neben den Untersuchungen am akuten Infarktmodell auf der Langzeitevaluation der Retroperfusion. Des Weiteren sollte der Reperfusionsschaden anhand der intraoperativen Erhebung verschiedener Zytokinkonzentrationen analysiert werden.

1.2 Methoden

Die Studie wurde an 15 Hausschweinen (sus scrofa domestica) durchgeführt, welchen in einer ersten Operation ein Retrobypass implantiert wurde (Phase I). Die Tiere wurden unter Allgemeinanästhesie und entsprechendem Monitoring median sternotomiert. Anschließend wurde der Retrobypass in sogenannter off-pump-Technik am schlagenden Herzen etabliert. Nach dreißigminütiger Ischämie durch Ligatur des RIVA wurde der Retrobypass freigegeben. Zu definierten Zeitpunkten erfolgten Blutentnahmen. Neben den etablierten Ischämiemarkern Troponin I und Lactat wurden die Konzentrationen der Zytokine TNF-α, IL-6, IL-8 und IL-10 mittels ELISA-Methode bestimmt.

Zur Evaluierung der Langzeiteffektivität der Retroperfusion wurden einen Monat nach dem Ersteingriff die Troponin-I-Konzentrationen erneut bestimmt (Phase II). Des Weiteren wurden während des geplanten Versuchsendes durch Explantation des Herzens weitere 2 Monate später erneut Blutproben zur Bestimmung von Lactat und oben genannter Zytokine entnommen (Phase III).

1.3 Ergebnisse und Beobachtungen

In der direkten postoperativen Phase verstarben fünf Tiere, an 10 Tieren konnte der Versuch planmäßig beendet werden. Während des in Phase I simulierten akuten Myokardinfarkts kam es zu einem entsprechenden Anstieg von Troponin I, so dass von einer „suffizienten Gewebsischämie" ausgegangen werden kann. Im Vergleich dazu entsprachen die einen Monat nach Bypass-Anlage gemessenen Troponin-I-Konzentrationen den Ausgangswerten, was wir als eine effektive Myokardperfusion durch den Retrobypass werten. Die Lactat-Konzentrationen waren nach einem Anstieg während der Reperfusionsphase (einem „wash-out" Phänomen nach Ischämie entsprechend) nach Freigabe des Retrobypass als Ausdruck einer suffizienten Reduktion der Gewebsischämie rückläufig und entsprachen drei Monate später ebenfalls den Ausgangswerten.

Die intraoperativ erhobenen Zytokinkonzentrationen für TNF-α, IL-6 und IL-8 waren von einer starken interindividuellen Varianz geprägt. Zusammenfassend kann man festhalten, dass sie als inflammatorische Marker die Reaktion auf das OP-Trauma zuverlässig widerspiegeln. Darüber hinaus geben die in vorliegender Studie analysierten Zytokinverläufe ebenfalls Hinweise auf eine suffiziente Myokardperfusion nach Freigabe des Retrobypass, können aufgrund vielfältiger Einflussfaktoren jedoch nicht als spezifischer Ischämie-/Reperfusionsmarker betrachtet werden.

1.4 Fazit

Die Analyse der etablierten klinischen Ischämiemarker Troponin I und Lactat konnte die Hypothese stützen, dass es sich bei der venösen Retroperfusion um eine effektive alternative Methode der Myokardrevaskularisierung handelt. Die für TNF-α, IL-6 und IL-8 erhobenen Zytokinverläufe untermauerten dies, unterlagen jedoch einer enormen interindividuellen Varianz. Aus heutiger Sicht bedarf es einer weiteren Standardisierung sowie weiterführender Untersuchungen, insbesondere bezüglich des Einflusses genetischer Polymorphismen auf die inflammatorische Reaktion des Individuums.

2 Abstract

2.1 Background

Despite progression and development in cardiac surgery and non-invasive methods for the treatment of coronary heart disease, a certain percentage of patients cannot be helped with common methods. Venous retroperfusion could be an alternative myocardial revascularization strategy to supplement the surgical repertoire. This study aimed to analyze the effectiveness of selective retrograde perfusion of cardiac veins in pigs. Therefore we analyzed typical parameters of cardiac ischemia and cytokine release during an acute infarction model. To face the lack of studies about the long-term effectiveness of selective retroperfusion, a second focus was put on the re-evaluation of these parameters up to three months after bypass grafting.

2.2 Methods

In phase I of the study, 15 German landrace pigs (sus scrofa domestica) received cardiac bypass grafting under general anesthesia: after median sternotomy a retrobypass was established in off-pump cardiac surgery. A thirty minute period of ischemia by ligating the LAD was followed by retrograde reperfusion. Serial blood samples were taken to determine the concentration of lactate, troponin I, TNF-α, IL-6, IL-8 and IL-10. To assess the long-term effects of selective retroperfusion, troponin I was repeatedly measured one month after the establishment of the retrobypass (phase II). Furthermore, blood samples for the determination of lactate and cytokine concentrations were collected three months after primary surgery (phase III).

2.3 Results

The study was finished on ten animals. In phase I, the decrease of lactate concentrations after a peak during reperfusion ("wash out") suggests a good myocardial microcirculation by selective retroperfusion. The serum concentration of troponin I, the most specific blood parameter for myocardial damage, equated one month after primary surgery to the base levels, which were determined before begin of surgery in phase I on young hearts lacking coronary heart disease. So were the lactate levels three month after the bypass grafting.

These findings were endorsed by the analyzed cytokine concentrations, which were quantified by ELISA. A high inter-individual variance in the determined cytokine release patterns was observed, which limits the specificity of the analyzed cytokines as marker for cardiac ischemia and reperfusion damage.

2.4 Conclusion

In this long-term swine model of venous retroperfusion we demonstrated the effectiveness of selective retrograde perfusion by the analysis of the well-established parameters lactate and troponin I. The analyzed cytokine trends encouraged our findings that selective retroperfusion is an adequate and effective alternative method for myocardial revascularization. Cytokines underlie several potential influence factors, which limit their appropriateness as specific marker for cardiac ischemia. Further investigations, in particular regarding the influence of genetic polymorphism are needed.

3 Einleitung

3.1 Pathophysiologie der koronaren Herzkrankheit und ischämischen Kardiomyopathie

Das Herz als muskuläres Hohlorgan hat die Aufgabe die Blutzirkulation im Kreislaufsystem aufrechtzuerhalten. Dabei werden bei einer Auswurffraktion von etwa 70ml und einem Herzzeitvolumen von 5 l/min in Ruhe täglich über 6000 Liter Blut gefördert.

Die zur Erbringung dieser mechanischen Leistung nötige Energie erhält das Herzmuskelgewebe, das Myokard, über die Versorgung mit Sauerstoff durch die Koronararterien während der Diastole.

Bei den beiden Vasa privata des Herzens, der rechten Koronararterie (RCA), sowie der linken Koronararterie, die sich in ihren Hauptstamm, den Ramus interventricularis anterior (RIVA), synonym dazu wird oft die englische Bezeichnung „left anterior descending" (LAD) verwendet, und in den Ramus circumflexus (RCX) aufteilt, handelt es sich um funktionelle Endarterien. Im Falle eines Gefäßverschlusses reichen die zwischen den Endverzweigungen der Koronararterien bestehenden Anastomosen nicht aus, um einen suffizienten Kollateralkreislauf auszubilden.

Solche Gefäßverengungen oder Verschlüsse treten im Rahmen der koronaren Herzkrankheit, kurz KHK, auf.

In der Ätiologie der KHK führen kardiovaskuläre Risikofaktoren wie Dyslipoproteinämie, Hypertonie, Diabetes mellitus, Adipositas (auch unter dem Begriff „metabolisches Syndrom" bekannt), sowie Nikotinabusus zu Endothelläsionen der Koronararterien. Über Veränderungen auf biochemischer und zellulärer Ebene kommt es zu Ablagerung von Lipiden und Ausbildung von Mikrothromben und Plaques, was in einer Einengung des Gefäßlumens resultiert.

Durch die sogenannte Koronarreserve, dem Quotienten aus Koronardurchblutung bei maximaler Vasodilatation und Koronardurchblutung in Ruhe, die beim Gesunden etwa 400% beträgt, kann die Sauerstoffversorgung des Myokards auch bei Gefäßeinengungen zunächst noch aufrecht erhalten werden. Tritt jedoch ein Missverhältnis zwischen dem Sauerstoffbedarf des Myokards und dem Sauerstoffangebot auf, entwickelt der Patient Symptome.

Eine sich langsam entwickelnde und über längere Zeit bestehende Minderperfusion des Herzmuskels führt zu zahlreichen Veränderungen und Umbauprozessen am Myokard, die unter dem Begriff „ischämische Kardiomyopathie" zusammengefasst werden.

Das Bild dieser Kardiomyopathie ist gekennzeichnet durch eine Dilatation des linken Ventrikels, einer Erhöhung des Herzgewichts (oft bis zum sogenannten „kritischen" Herzgewicht von 500 ±50g), einem „Ausdünnen" der Herzwände und zahlreichen Umbauvorgängen auf zellulärer Ebene. Dieses durch Hypertrophie der Kardiomyozyten und Zunahme des Bindegewebsgehalts hervorgerufene Remodeling resultiert in einer verminderten Auswurfleistung des Herzens.

Die KHK mit ihren Folgen wie rezidivierende Ischämien, Infarkte und strukturellen Kompensationsmechanismen des Myokards, sind heutzutage die Hauptursache für die Entwicklung einer Herzinsuffizienz.

3.2 Epidemiologische Bedeutung der KHK

Die Bedeutung dieser Krankheitsentität wird deutlich wenn man die Zahlen des 23.Herzberichts 2010 von Ernst Bruckenberger betrachtet.

Die stationäre Morbiditätsziffer, das heißt die Zahl der vollstationären Fälle pro 100.000 Einwohner betrug im Jahr 2009 für den akuten Myokardinfarkt (ICD I21) 253,9 und für die ischämischen Kardiomyopathien (ICD I20-I25) 811,8 (Bruckenberger, 2011).

Die Sterbeziffer, also die Zahl der Gestorbenen pro 100.000 Einwohner, betrug 2009 für den akuten Myokardinfarkt 68,7 und für die ischämischen Herzkrankheiten 165,5 (Bruckenberger, 2011).

Herz-Kreislauferkrankungen stellen in den westlichen Industrienationen die Haupttodesursache Nummer eins dar, gefolgt von den Krebserkrankungen.

Darüber hinaus führen sie – insbesondere bei Männern - zu einem erheblichen Verlust an (potenziellen) Lebensjahren und häufig zu einem vorzeitigen Tod.

Neben den genannten gesundheitlichen Aspekten ist auch die finanzielle Belastung für das deutsche Gesundheitssystem nicht zu unterschätzen. Die Krankheitskosten – also die Kosten für Prävention, Behandlung, Rehabilitation und Pflege - des akuten Myokardinfarkts allein beliefen sich im Jahr 2008 auf 1.842 Millionen Euro (Bruckenberger, 2011). Da ein höheres Lebensalter ebenfalls zu den Risikofaktoren der koronaren Herzkrankheit zählt ist, vor dem Hintergrund der demographischen

Entwicklung in Deutschland auch kein Rückgang dieser Zahlen zu erwarten, sondern eher noch mit einer Zunahme zu rechnen.

3.3 Momentan angewandte Verfahren zur Myokardrevaskularisation

Um die Kontraktilität des Herzens zu verbessern, muss die Sauerstoffversorgung des Myokards erhöht werden. Zur Therapie der koronaren Herzkrankheit, die man angesichts der oben genannten Zahlen guten Gewissens als Volkskrankheit bezeichnen darf, stehen aktuell drei unterschiedliche Ansätze zur Verfügung: die medikamentöse Therapie, interventionelle Katheterverfahren und die Bypass-Chirurgie.

Im Jahr 2010 wurden im Rahmen von 325.872 PCIs (Percutane coronare Intervention) 282.031 Stents eingesetzt (Bruckenberger, 2011).

Von den über 80.000 jährlich in Deutschland durchgeführten Operationen mit Herz-Lungen-Maschine (HLM) entfiel 2010 mehr als die Hälfte, circa 49.549 Operationen, auf die Aorto-Coronare-Bypasschirurgie, die seit den 60er Jahren des letzten Jahrhunderts am Tiermodell durch Kolessov erforscht und anschließend klinisch angewandt wurde (Bruckenberger, 2011). Der erste Aorto-Coronare-Bypass in Deutschland wurde 1969 durch Prof. Hegemann in Erlangen durchgeführt.

Doch auch dieses invasive Verfahren wird durch eine Reihe von Faktoren limitiert. Dazu gehören die meist sehr fortgeschrittenen Gefäßveränderungen bei den immer älteren Patienten – im Jahr 2010 entfielen 74% aller Herzoperationen auf über 60jährige und knapp die Hälfte aller Operationen (49,6%) auf über 70jährige Patienten (Bruckenberger, 2011).

Des Weiteren lässt die zunehmende Anzahl an Rezidiveingriffen die OP-Technik für Bypassanastomosen an ihre Grenzen stoßen. Auch ein intramuraler Gefäßverlauf, diffus obliterierende Arteriosklerose oder die Erkrankung der kleinen intramuralen Gefäße („small vessel disease"), wie sie besonders bei Hypertonie oder Diabetes mellitus auftritt, stellen die Herzchirurgie vor Probleme.

Ausgehend von den jährlichen Reporten der herzchirurgischen Kliniken an die BQS (Bundeszentralstelle für Qualität und Patientensicherheit) können etwa 15-20% aller KHK-Patienten den gängigen Methoden der Myokardrevaskularisation nicht zugeführt werden. Diese Patientengruppe könnte von einem anderen Verfahren profitieren: Der Retroperfusion kardialer Venen, wie sie im klinischen Alltag bereits bei der Applikation von Kardioplegie Anwendung findet.

3.4 Das kardiale Venensystem

3.4.1 Anatomie: ein duales System

Das kardiale Venensystem weist einige Besonderheiten auf, die eine Retroperfusion bzw. Arterialisierung überhaupt erst möglich machen.

Die venöse Drainage des Herzens erfolgt über zwei verschiedene Systeme, die jedoch über ein komplexes Netzwerk aus Anastomosen miteinander verbunden sind. Die Ausbildung eines solchen dualen Systems ist in der Evolution begründet und stellt wohl eine Anpassung an den gestiegenen metabolischen Bedarf des Herzens dar (Keelan PC et al., 2000).

Ludinghausen et al. (1995) gliederte die kardialen Venen in ein großes und ein kleines System (Ansari A, 2001).

Etwa drei Viertel des venösen Blutes fließen über das große System ab, das verbleibende Viertel über das kleine System, wahrscheinlich ein Residuum früher Vertebraten (Keelan PC et al., 2000). Somit kann das größere System für die Retroperfusion genutzt werden, ohne die venöse Drainage des Herzens dadurch komplett zu unterbinden.

Im Einzelnen besteht das große System aus verschiedenen Venen, die weitgehend den Koronararterien in ihrem Verlauf folgen und direkt oder über Einmündung in weitere Venen in den Koronarsinus münden.

Sowohl Größe, als auch Verlauf und Einmündungen des kardialen Venensystems unterliegen einer großen Variabilität. Im Folgenden wird der Regelfall dargestellt (Keelan PC et al., 2000) (Ansari A, 2001) (Arpesella G et al., 2000) (Kassab GS et al., 1994).

Die Vena cardiaca magna beginnt als Vena interventricularis anterior (engl. anterior descending vein) und verläuft parallel zum RIVA im Sulcus interventricularis anterior. Ihr Versorgungsgebiet umfasst neben dem Apex auch das anterolaterale Segment sowie das Septum interventriculare.

Die Vena marginalis sinistra (engl. left marginal vein) und die Vena ventriculi sinistri posterior (engl. posterior left ventricular vein) drainieren das vom RCX versorgte Myokard, also den lateralen und posterioren linken Ventrikel.

Sie beide münden in den meisten Fällen zusammen mit den posterioren Venen des linken Atriums in die Vena cardiaca magna, welche wiederum in den Koronarsinus führt.

Die Vieussens-Klappe verhindert an dieser Stelle eine Regurgitation von venösem Blut in die Vena cardiaca magna (Raymond Vieussens, französischer Anatom, 1635-1715).

Die im Sulcus interventricularis posterior verlaufende Vena cardiaca media (oder Vena interventricularis posterior), deren Versorgungsgebiet dem der RCA entspricht führt direkt in den Koronarsinus. Ihre Einmündung findet sich in der Nähe des Ostiums.

Die vom linken Vorhof kommende Vena obliqua atrii sinistri (left atrial oblique vein oder oft auch als Marshall Vene bezeichnet) mündet in der Nähe des Vieussens-Klappe direkt in den Koronarsinus (John Marshall, englischer Arzt und Physiologe, 1818-1891).

Die weiteren Venen der Vorhöfe – Vv.atriales sinistrae und Vv.atriales dextrae münden wie die Vv.ventriculi dextri anteriores direkt in das rechte Atrium.

Der im Sulcus coronarius liegende Koronarsinus bildet also eine Art Sammelgefäß für den Großteil des venösen Blutes aus dem Myokard.

Seine Größe wird beim Erwachsenen mit einer Länge von 20-80mm und einer Weite von 10-15mm angegeben. Er besitzt einen muskulären Längswall und mündet nahe des Annulus der Trikuspidalklappe in das rechte Atrium.

Dieses Ostium wird von myokardialen Fasern umgeben und von der Thebesius-Klappe begrenzt (Adam Christian Thebesius, deutscher Anatom, 1686-1732).

Das kleine System besteht aus atrialen Venen, septalen Venen und den durch Vieussens vor bereits über drei Jahrhunderten (1706) entdeckten Thebesischen Venen (Thebesian Veins/Venae cordis minimae).

Diese drainieren etwa 80% des venösen Blutes, das über das kleine System in die Ventrikel und Atria fließt. Sie verbinden also das Kapillarbett direkt mit den Herzkammern. Da sie keine Klappen besitzen ist ein Blutfluss in beide Richtungen möglich.

3.4.2 Strukturelle und funktionelle Besonderheiten

Eine Reihe struktureller Besonderheiten des kardialen Venensystems bilden die architektonische Basis für eine potentielle Retroperfusion.

Arterioluminale Gefäße stellen eine direkte Verbindung ohne Passage des Kapillarbettes zwischen Koronararterien und den Ventrikeln dar. Sie unterscheiden sich von den arteriosinusoidalen Gefäßen, die als eine Art „Gefäßseen" bestehend aus einer sehr dünnen Wand die Myokardfasern umgeben und für den Gasaustausch und die Nährstoffversorgung zuständig sind (Ansari A, 2001) vor allem durch ihre dickere Gefäßwand, welche mit einigen glatten Muskelzellen ausgestattet ist (Keelan PC et al., 2000).

Daneben stellen venoluminale Gefäße eine direkte Verbindung mit den Koronarvenen dar und sind somit während der Retroperfusion für einen Teil des Shuntflusses von diesen Gefäßen in die Ventrikel verantwortlich (Ansari A, 2001).

Ein komplexes Netzwerk aus Anastomosen verbindet nicht nur arterielles und venöses Strombett (via arterioluminale und arteriosinusoidale Gefäße) sondern auch die beiden venösen Systeme:

Wird das kardiale Venensystem mit arteriellem Blut retrograd perfundiert (wie es ja bereits bei retrograder Kardioplegie-Gabe über den Koronarsinus erfolgt), kann dieses über venovenöse Anastomosen oder über arteriovenöse Verbindungen das Kapillarbett erreichen (Keelan PC et al., 2000). Durch Retroperfusion kann das Myokard somit über Verbindungen vom großen zum kleinen venösen System des Herzens (venovenös), als auch über die Thebesischen Venen versorgt werden.

Abbildung 2B demonstriert die vier verschiedenen Möglichkeiten des Blutflusses während Retroperfusion:

Route 1 beschreibt den Blutfluss über die Kapillargefäße zur arteriellen Seite. Das reperfundierte Blut kann jedoch auch über venöse Plexus in die Thebesischen Venen fließen (Route 2). Route 3 und 4 demonstrieren den über intervenöse Verbindungen und Anastomosen zwischen Sinus und Thebesischen Venen möglichen Shuntfluss (Kassab GS et al., 2008).

Abbildung 1 - Schematische Darstellung des Blutflusses während antegrader (A) und retrograder (B) Perfusion: rot entspricht arteriellem, blau venösem Blut (nach Kassab GS et al., 2008)

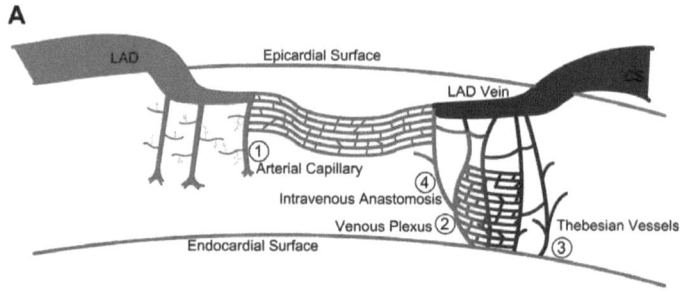

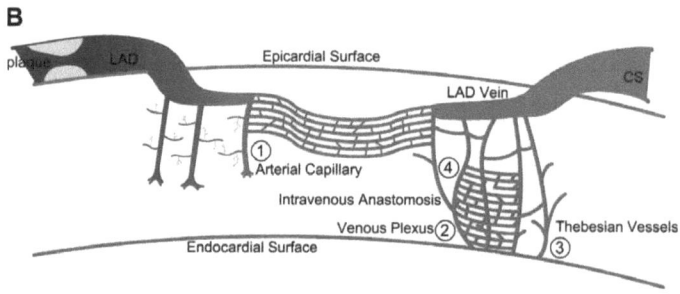

Oh et al. perfundierten in einer tierexperimentiellen Studie an acht Schweinen selektiv die Vena interventricularis anterior retrograd.

Obwohl die regionale Myokardfunktion unter Retroperfusion wiederhergestellt werden konnte, ergaben die Messungen nur eine niedrige myokardiale Kapillarperfusion. Die Autoren folgerten aus der im Rahmen der Versuche ebenfalls durchgeführten Visualisierung der vaskulären Anatomie mithilfe von retrograd injizierten Silikon-Elastomeren, dass die Myokardversorgung unter Retroperfusion nicht nur direkt über die Kapillarperfusion, sondern auch mithilfe des venösen Netzwerkes, bestehend aus einem dünnwandigem Venenplexus, Sinusoiden und dem System der Thebesischen Venen erfolgen muss (Oh BH et al., 1992).

Doch diese Diskrepanz zwischen signifikanter Verbesserung der Myokardfunktion bei nur geringem kapillarem Fluss wirft darüber hinaus die Frage nach – neben den weiter oben bereits dargestellten strukturellen- möglicherweise funktionellen Besonderheiten des kardialen Venensystems auf. Welche Rolle spielt die venöse

Mikrozirkulation bei Sauerstoff- und Nährstofftransport sowie beim Abtransport von Stoffwechselendprodukten?

Die Gesamtoberfläche der Venolen ist signifikant größer als die der Arteriolen, und zwar um den Faktor 6 (Kassab GS et al., 2008). Dies legt bereits die Vermutung nahe, dass ein Sauerstoff-und Nährstoffaustausch über die venöse Mirkozirkulation während der Retroperfusion möglich ist. Neben der Gesamtoberfläche spielt jedoch auch die Diffusionsstrecke, welche überwunden werden muss, eine entscheidende Rolle. Die Wanddicke der venösen Gefäße ist verglichen mit den entsprechenden Arteriolen signifikant geringer. Eine weitere interessante Beobachtung ist, dass die Gefäße der kardialen venösen Mikrozirkulation eine relativ konstante Wanddicke aufweisen, was vermutlich auf den einheitlichen Perfusionsdruck zurückzuführen ist.

In Organen mit geringer metabolischer Aktivität fungieren die Arteriolen als Hauptaustauschort für Sauerstoff. Darüber hinaus ist jedoch bekannt, dass in Organen mit hoher metabolischer Aktivität (z.B. Gehirn, Herz) entlang der Arteriolen ein geringerer longitudinaler Sauerstoffpartialdruck (pO_2)-Gradient herrscht. Es wird vermutet, dass die Arteriolenwände per se (im speziellen Endothel und glatte Muskelzellen) bereits einen hohen Sauerstoffverbrauch aufweisen. Während Retroperfusion ist demzufolge unter Umständen sogar mehr Sauerstoff für das Gewebe verfügbar als während antegrader Perfusion. Dies könnte die oben geschilderte Beobachtung (gute Myokardfunktion trotz geringem kapillaren Fluss) erklären (Kassab GS et al., 2008).

Zusammenfassend kann man festhalten, dass nicht nur der weitgehend parallele Verlauf der Herzvenen zu den Koronararterien, sondern auch das Fehlen von Arteriosklerose, sowie bestimmte strukturelle und funktionelle Besonderheiten des kardialen Venensystems die Voraussetzungen für eine Myokardrevaskularisation durch Retroperfusion bilden.

3.5 Geschichte der Retroperfusion

Die ersten Versuche zur Arterialisierung des kardialen Venensystems wurden im Jahr 1898 von Pratt durchgeführt (Pratt FH, 1898).

Durch Perfusion des Koronarsinus eines Katzenherzes mit oxygeniertem Blut konnte er einen drohenden Infarkt verhindern und die Pumpfunktion für 90 Minuten aufrechterhalten.

In der ersten Hälfte des 19.Jahrhunderts wurden die Grundlagen und Techniken der Retroperfusion in Tierexperimenten durch mehrere Arbeitsgruppen weiterentwickelt.

3.5.1 Globale Retroperfusion durch Arterialisierung des Koronarsinus

Die 1948 publizierte und unter dem Namen Operation I nach Beck (Beck I-procedure) bekannt gewordene Versuchsreihe wird als erste operative Maßnahme zur Verbesserung der Koronarperfusion in der Literatur genannt. Mit der Applikation von Asbestpuder wurde eine epikardiale Inflammation hervorgerufen und anschließend der Koronarsinus chirurgisch zum Teil obstruiert.

Die ersten Versuche den Koronarsinus zu arterialisieren führte Roberts im Jahr 1943 durch (Roberts JT et al., 1943). In einem Tierversuch mit 14 Hunden verband er den Truncus brachiocephalicus über eine Glaskanüle mit dem Koronarsinus. Später legte er eine Anastomose zwischen Aorta descendens und Koronarsinus mittels eines autologen Bypassgrafts aus der Carotis an.

Beck verbesserte daraufhin seine Technik auf der Basis dieser Versuche: In einer Versuchsreihe mit 350 Hunden anastomosierte er die Arteria carotis communis direkt mit dem Koronarsinus. Die erste Operation am menschlichen Herzen führte Beck 1948 durch, indem er ein Segment der Vena saphena magna als Interponat zwischen Aorta und Koronarsinus einsetzte. Nach zwei Wochen erfolgte in einer zweiten Operation die partielle Okklusion des Koronarsinus um den arteriovenösen Shuntfluss zu verringern. Dieses zweizeitige Verfahren wurde unter dem Begriff „Beck II-procedure" bekannt (Beck CS, Makao AE, 1948a) (Beck CS et al., 1948b).

Der Begriff „globale Retroperfusion" wurde geprägt, da der arterielle Fluss nicht nur selektiv eine ischämische Myokardregion, sondern das gesamte kardiale Venensystem erreicht.

1954 publizierte Beck eine Studie mit 186 Patienten, die sich diesem Verfahren unterzogen (Beck CS, Leighninger DS, 1954).

Allerdings war die Mortalität mit über 25% inakzeptabel hoch und mangelnde physiologische Grundkenntnisse zur Retroperfusion verhinderten eine weitere Verbreitung dieses Retroperfusionsverfahrens.

3.5.2 Selektive Retroperfusion durch Arterialisierung der Koronarvenen

Die selektive Retroperfusion unterscheidet sich von der globalen Retroperfusion nach Beck dadurch, dass selektiv eine Vene des ischämischen Myokardareals anstelle des Koronarsinus anastomosiert wird. In den 70er Jahren des letzten Jahrhunderts konnte die technische Anwendbarkeit von Aorto- oder Arterio-venösen Shuntverbindungen unter Verwendung der Arteria mammaria oder einem Segment der Vena saphena magna durch mehrere Arbeitsgruppen gezeigt werden (Arealis

EG et al., 1973) (Bhayana JN et al., 1974) (Park SB et al., 1975) (Kay EB, Suzuki A, 1975).

Wie bei der Beck II-procedure wird die Vene proximal der Anastomose ligiert, um das arterialisierte Blut retrograd durch die Vene fließen zu lassen.

Weitere pathophysiologische Untersuchungen zur selektiven Retroperfusion gingen der weiteren Anwendung dieser Technik voraus.

So konnte Hochberg an Hundeherzen nach Ligatur der LAD den protektiven Effekt einer Anastomose der linken A.mammaria interna zur Vena interventricularis anterior mit einer proximalen Ligatur der Vene demonstrieren (Hochberg MS, 1977).

Durch Berechnung eines Quotienten aus endokardialem und epikardialem Fluss mittels radioaktiver Mikrosphären (Cerium-Isotop 141Ce) konnte gezeigt werden, dass dieses Verfahren eine ausreichende Perfusion des für Ischämie am sensitivsten Areals des Herzens, des Subendokards, gewährleisten kann.

Auch die Langzeitbeobachtung dieses Tiermodells mit 18 Hunden über drei bis fünf Monaten hinweg zeigte interessante Ergebnisse. Die Flussmessungen in den koronarvenösen Bypass-grafts entsprachen dem primär intraoperativen Fluss und in der histologischen Untersuchung zeigten sich weder Sklerose oder Thrombose, noch Hinweise auf ein interstitielles Ödem oder eine Hämorrhagie des Myokards (Hochberg MS et al., 1979) (Rhodes GR et al., 1978). Dies könnte eine Erklärung darin finden, dass Hunde bis zu 40% des koronarvenösen Blutes über die Thebesischen Venen drainieren.

Allerdings verloren die venösen Revaskularisationsverfahren vor dem Hintergrund der Weiterentwicklung der Aorto-Coronaren Bypass-Chirurgie und kathetergestützter Interventionsformen in den 60er und 70er Jahren des vergangenen Jahrhunderts zunehmend an Bedeutung.

3.6 Kathetergestützte Verfahren zur temporären Retroperfusion

Dennoch fanden die Erfahrungen und Ergebnisse dieser frühen invasiven Methoden Eingang in die Entwicklung nichtinvasiver Strategien zum Schutz von ischämischem Myokard. Bei den im Folgenden kurz dargestellten Verfahren handelt es sich um percutane, katheterbasierte Interventionen, die den Koronarsinus als Zugang („back door") zur Myokardprotektion nutzen.

Es wurden verschiedene Strategien wissenschaftlich analysiert und im Tiermodell sowie klinisch angewandt. Vor allem die retrograde Applikation von Kardioplegie via

Sinus-Koronarius-Katheter hat sich im klinischen herzchirurgischen Routinebetrieb etabliert.

Druckkontrollierte intermittierende Koronarsinus Okklusion durch Ballonkatheter: pressure-controlled intermittent coronary sinus occlusion (PICSO)

Bei diesem Verfahren wird ein Ballonkatheter in den Koronarsinus eingebracht und zyklisch aufgeblasen. Der Sinus wird dadurch okkludiert, was einen Anstieg des venösen Drucks zur Folge hat. Um zu hohe Drücke mit der Gefahr einer Gefäßwandruptur und Hämorrhagie des Myokards zu vermeiden, wird simultan der Perfusionsdruck registriert, welcher idealerweise unter 60mmHg liegen sollte. Eine kurze Deflationsphase erlaubt den nativen systolischen venösen Fluss und ein entsprechendes „wash-out" toxischer Metabolite.

Mohl konnte zeigen, dass durch PICSO die Effekte einer akuten Myokardischämie aufgehoben werden konnten (Mohl W et al., 1984) (Mohl W et al., 1985) (Mohl W et al., 1988).

Durch die zyklische Druckerhöhung soll das venöse Blut bevorzugt in minderperfundierte Myokardareale umverteilt und somit sowohl die Sauerstoffversorgung, als auch das "wash-out" von Metaboliten erleichtert werden. Allerdings fehlen entsprechende klinische Erfahrungen mit dieser Methode.

Synchronisierte Retroperfusion: synchronized retroperfusion (SRP)

Im Gegensatz zu PICSO wird bei der synchronisierten Retroperfusion arterielles Blut über einen speziellen Katheter im Koronarsinus in das kardiale Venensystem eingebracht. Unter EKG-Ableitung wird R-Wellen getriggert der Koronarsinus in der Diastole perfundiert. Die simultane Inflation eines Ballons am Ende des Katheters zwingt das arterielle Blut retrograd zu fließen und verhindert ein Abströmen in den rechten Vorhof. Während der Systole wird durch Entleeren des Ballons (Deflationsphase) die Retroperfusion unterbrochen. Auch hier sollte der Druck im Koronarsinus einen kritischen Grenzwert von 40mmHg nicht überschreiten.

Dieses Verfahren ist der retrograden Applikation von Kardioplegie bei heutigen herzchirurgischen Operationen vergleichbar.

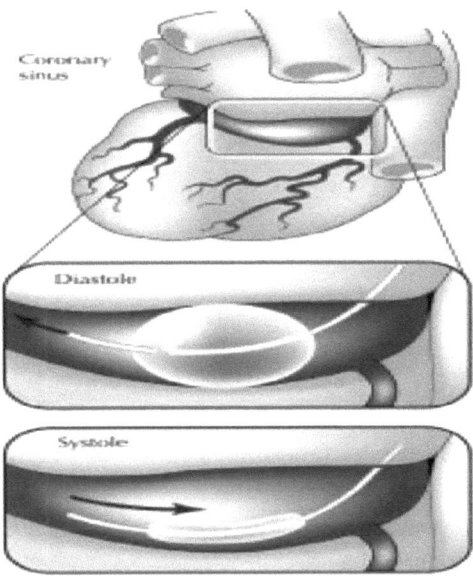

Abbildung 2 - Synchronisierte Retroperfusion durch In-und Deflation eines in den Koronarsinus eingebrachten Ballons (nach Keelan PC et al., 2000)

Eine vergleichende Studie konnte eine Überlegenheit der SRP gegenüber der PICSO bei der Myokardprotektion während akuter Ischämie im Kaninchenmodell zeigen (Zalewski A et al., 1985).

Unter der Bezeichnung „supported angioplasty" wurde die SRP zur Reduktion myokardialer Ischämie im Rahmen der PTCA in den 90er Jahren des letzten Jahrhunderts klinisch evaluiert. Trotz nachgewiesener Effektivität auch beim akuten Koronarsyndrom konnte sich das Verfahren jedoch klinisch nicht durchsetzen. Dazu haben sowohl die Kosten für die technische Ausrüstung, als auch die Weiterentwicklung der katheterbasierten Interventionen zur Wiederherstellung des antegraden Koronarflusses beigetragen.

Selektive synchronisierte Absaugung und Retroperfusion: selective synchronized suction and retroperfusion (SSR)

Die selektive synchronisierte Absaugung und Retroperfusion unterscheidet sich in zwei Punkten von der SRP: Zum einen wird statt des Koronarsinus selektiv die Koronarvene des ischämischen Areals kanüliert und zum anderen wird der venöse

Abstrom in der Systole zusätzlich durch Sog verstärkt. In experimentellen Untersuchungen konnte gezeigt werden, dass dadurch die Venen kompletter entleert werden und das anschließend infundierte Blut sich besser verteilen kann. Boekstegers erzielte damit im Tiermodell eine bessere Myokardprotektion im Vergleich zur SRP (Boekstegers P et al., 1994).

Auch eine anschließende Studie an 42 KHK-Patienten, die sich einer Ballon-Angioplastie des RIVA unterzogen, erzielte positive Ergebnisse hinsichtlich der Erhaltung der Myokardfunktion und der hämodynamischen Stabilität (Boekstegers P et al., 1998).

Dennoch blieben weitere klinische Erfahrungen mit dieser Technik limitiert.

3.7 Kathetergestützte Verfahren zur definitiven Retroperfusion

Trotz des raschen Fortschritts in der interventionellen Kardiologie und der damit verbundenen Ausweitung der Indikationen ergeben sich dennoch Grenzen für die katheter-basierten Techniken der Revaskularisation. Die Gründe hierfür liegen vor allem in der Morphologie der Koronarien: kleinkalibrige Gefäße mit geringem distalen Fluss, Gefäße mit langstreckiger diffuser Arteriosklerose und chronische Verschlüsse erschweren zum einen den Zugang für Katheterverfahren und sind zum anderen mit einer hohen Restenoserate verbunden.

Doch auch die herzchirurgische Revaskularisation ist häufig aus Gründen der Narkosefähigkeit, erheblicher Komorbidität und sich dem daraus ergebenden hohen Morbiditäts- und Mortalitätsrisiko oder einer fehlenden Einwilligung durch den Patienten nicht durchführbar.

Dieser Anteil an KHK-Patienten, der in der Literatur mit 15-20% angegeben wird, ist aus kardiologischer und herzchirurgischer Sicht zunehmend.

Da diese Patienten, die weder einem interventionellem kardiologischem, noch einem chirurgischen Verfahren zugeführt werden können, bisher nur medikamentös versorgt werden können, sind neuere, percutane Techniken entwickelt worden.

Auf der Grundlage früherer Erfahrungen mit herzchirurgischen Verfahren zur Retroperfusion wurden folgende zwei Methoden entwickelt.

<u>Percutane in situ coronar-venöse Arterialisation: percutaneous in situ coronary venous arterialization (PICVA)</u>

Für Patienten mit (chronischen) Koronarverschlüssen, bei welchen im Versorgungsgebiet der verschlossenen Arterie noch vitales Myokard nachgewiesen wurde, stellt die percutane in situ coronar-venöse Arterialisation (percutaneous in situ coronary venous arterialization), kurz PICVA, eine Option dar (Carter AJ et al., 1999).

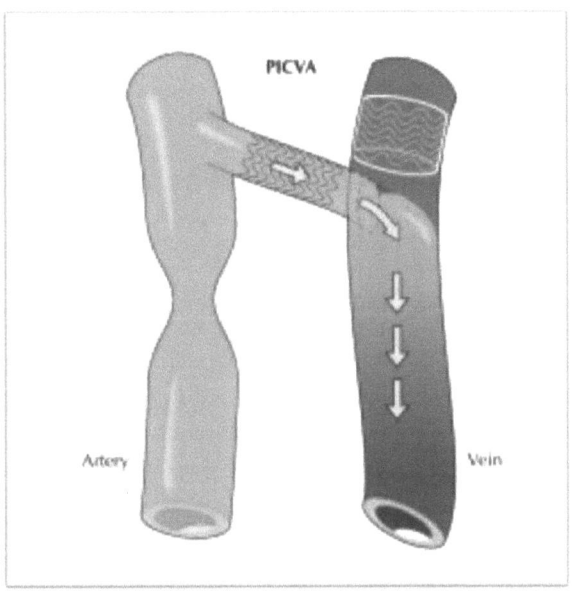

Abbildung 3 - Percutane in situ coronar-venöse Arterialisation (PICVA) durch Anlage eines arteriovenösen Shunts. Proximal davon ein Blockingdevice zur Direktion des Blutstromes in der Vene (Pfeile) (nach Keelan PC et al., 2000)

Dabei handelt es sich um eine percutane, katheterbasierte Anlage eines arteriovenösen Shunts. Mittels eines retrograd über den Koronarsinus in die Vena interventricularis anterior geführten Drahtes wird ein spezieller Katheter vorgeschoben. Ebenso wird ein Katheter in den RIVA eingebracht. Nachdem die korrekte Lage des venösen Katheters in der RIVA-Begleitvene überprüft wurde, wird nun proximal der Stenose durch Penetration der Koronararterienwand ein arteriovenöser Shunt angelegt. Ein anschließend proximal der Einmündung des av-Shuntes in die Vene eingebrachtes Blocking-device direktioniert die Strömungsrichtung des Blutes. Somit wird ein Abstrom in den Koronarsinus verhindert und das arterielle Blut gezwungen, retrograd in die RIVA-Begleitvene zu fließen.

Die Vene wird somit arteriellem Druck und dem entsprechenden Fluss ausgesetzt.

Oesterle et al. publizierten 2001 in einem Case-Report die erfolgreiche Therapie eines Patienten mit totalem RIVA-Verschluss mit diesem Verfahren. Ein nach drei Monaten durchgeführtes Angiogramm zeigte einen guten Blutfluss durch die Vene. Zwölf Monate nach dem Eingriff war der Patient frei von anginösen Beschwerden und hatte keinen Infarkt entwickelt (Oesterle SN et al., 2001).

Percutaner in situ coronar-arterieller Bypass: percutaneous in situ coronary artery bypass (PICAB)

Bei Stenosen, die durch die gängigen Kathetertechniken nicht zugänglich sind, könnte der percutan in situ coronar arterielle Bypass (PICAB) eine Alternative darstellen.

Anders als bei PICVA wird ein Venensegment als in situ Bypass rund um eine arterielle Stenose verwendet. Die Prozedur ist aufwändiger und komplizierter, da neben dem av-Shunt proximal der koronararteriellen Stenose (analog zum PICVA-Verfahren) eine zweite arteriovenöse Verbindung distal der Stenose von der Vene zur Koronararterie angelegt werden muss. Auch das Einbringen eines zweiten Blocking-devices distal des veno-arteriellen Shunts ist nötig, um den Blutfluss wieder zurück in die Arterie zu direktionieren (Oesterle SN et al., 1998) (Yeung AC et al., 1999).

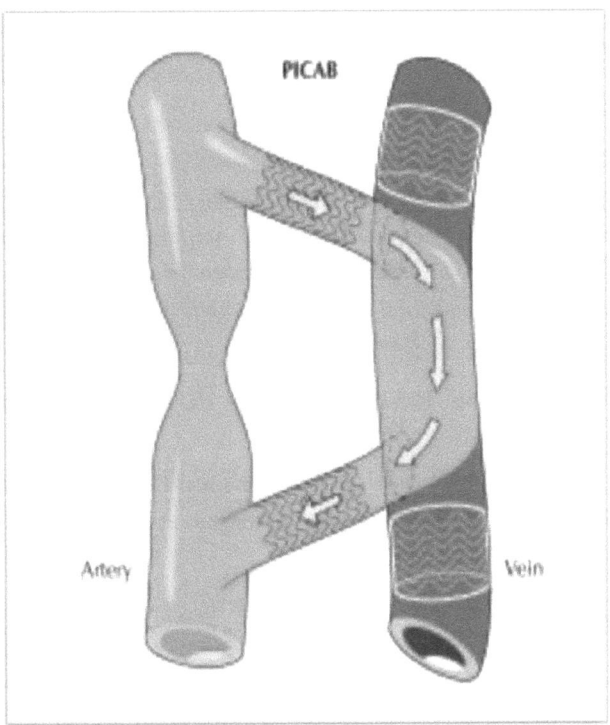

Abbildung 4 - Percutaner in situ coronar-arterieller Bypass (PICAB) durch Anlage von zwei arteriovenösen Verbindungen. Zwei Blockingdevices direktionieren den Blutstrom in der Vene (Pfeile) (nach Keelan PC et al., 2000)

Somit dient die Begleitvene für eine kurze Strecke als Umgehung (Bypass) einer arteriellen Stenose und es findet keine Retroperfusion im eigentlichen Sinn statt. Es handelt sich also um einen Coronar-coronaren Bypass, der sich vom Aorto-Coronarem Bypass in folgenden Punkten unterscheidet:

- als proximales Insertionsgefäß dient das Koronargefäß anstelle der Aorta

- eine Koronarvene wird als Bypassgefäß verwendet (statt Mammaria-, Radialis-, Venensegement)

- unterschiedliche Invasivität der Verfahren

Gerade der letzte Punkt spricht für den PICAB. Seiner geringeren Invasivität steht jedoch die Komplexität des Katheterverfahrens gegenüber, die eine weitere

Verbreitung limitieren dürfte. Histologische Untersuchungen durch Brody im Tiermodell zur Reaktion der Venen auf arteriellen Druck und Fluss zeigten eine nur limitierte Venenobliteration durch Intimaproliferation (Brody WR et al., 1972a) (Brody WR et al., 1972b)

Dies scheint vor allem auf die Tatsache zurückzuführen zu sein, dass die Venen – anders als beim Aorto-coronarem Bypass – in situ belassen wurden und damit ihre natürliche Blutversorgung nicht unterbrochen wurde. Allerdings ist anzumerken, dass Brodys Untersuchungen an Hundeherzen stattfanden. Bei Hunden findet sich eine ausgeprägte Kollateralversorgung zwischen Koronararterien, es handelt sich also nicht wie beim Menschen um Endarterien.

3.8 Bisherige klinische Erfahrungen mit der Arterialisierung kardialer Venen

Die überwiegende Zahl der veröffentlichten Studien zum „Retrobypass" erfolgte am Tiermodell und demonstriert die prinzipielle technische Durchführbarkeit des Verfahrens („proof of principle", „feasibility").

In der Literatur finden sich jedoch auch Berichte über humanmedizinische Operationen, in denen ein selektiv coronar-venöser Bypass (selective coronary venous bypass grafting, SCVBG) angelegt wurde.

So berichtete Benedict im Jahr 1975 über drei Patienten, bei denen ein Vena-saphena-Bypassgraft zwischen Aorta und einer selektiven Koronarvene platziert wurde (Benedict JS et al., 1975).

Zusätzlich erhielten zwei dieser Patienten einen Bypass mit einem V.saphena magna-Graft zum RIVA. Alle Patienten waren im 1-Jahres Follow-up frei von Angina-pectoris-Symptomen. In einer zwei Wochen postoperativ an zwei Patienten durchgeführten Koronarangiographie wurde bei einem Patienten ein Frühverschluss des SCVBG zur Vena interventricularis posterior festgestellt.

Aus demselben Jahr stammt eine Publikation von Park (Park SB et al., 1975). Bei sechs Patienten mit totalem Verschluss des RIVA, aber erhaltener linksventrikulärer Kontraktilität wurde die linke A.mammaria interna (LIMA) mit der RIVA-Begleitvene, der Vena interventricularis anterior anastomosiert.

Bei vier Patienten wurde zusätzlich ein Aorto-coronarer Venenbypass in ein anderes Zielgebiet angelegt. Auch hier zeigten sich alle Patienten im 1-Jahres Follow-up beschwerdefrei.

Der umfangreichste klinische Bericht stammt von Hochberg (Hochberg MS et al., 1986). Im Jahr 1986 veröffentlichte er die Ergebnisse einer Umfrage unter 55 amerikanischen Herzchirurgen, die zu ihren klinischen Erfahrungen mit selektiven coronar-venösen Bypassanlagen befragt worden waren.

Insgesamt wird von 117 Patienten berichtet, die einen coronarvenösen Bypass erhielten. Bei einem Drittel (n=41) war dies geplant, bei zwei Dritteln (n=76) wurde der Venenbypass ungeplant durchgeführt. Grund hierfür war vermutlich eine akzidentelle Verwechslung des RIVA mit seiner Begleitvene.

Kleinlumige arterielle Zielgefäße und ein niedriger Koronarfluss in der Ischämieregion wurden als Indikationen für die Wahl der Koronarvene als Zielgefäß genannt. Um den venösen Abstrom zum Koronarsinus zu unterbinden, wurde bei 39 von 41 Patienten die Koronarvene proximal ligiert und somit ein Aortovenöser Bypass angelegt.

38 von 39 Patienten überlebten diese Form der Bypassanlage langfristig und berichteten zudem über eine Besserung ihrer Symptomatik.

In einer Follow-up Angiographie konnten bei 12 von 13 Patienten offene koronarvenöse Bypassgefäße nachgewiesen werden.

Im Gegensatz dazu kommt Chowdry nach einer Untersuchung an vier Patienten, die eine Kombination aus üblichem Aorto-coronarem Bypass und Aorto-venösem Bypass erhielten, trotz methodischer Schwachpunkte zu dem Schluss, dass die Arterialisierung kardialer Venen kein geeignetes Verfahren zur dauerhaften Myokardrevaskularisation sei (Chowdry MF et al., 2005).

Dennoch kann festgehalten werden, dass die bisherigen klinischen Berichte der meisten Autoren die Hypothese untermauern, dass in bestimmten Fällen die SCVB-Anlage ein alternatives und effektives Verfahren zur Optimierung der myokardialen Sauerstoffversorgung darstellen kann.

3.9 Fragestellung und Ziel der vorliegenden Arbeit

Ziel der vorliegenden Studie ist es, die Arterialisierung kardialer Venen als alternative Methode der Myokardrevaskularisation im Langzeitversuch zu analysieren und somit eine weitere operative Therapiemöglichkeite der end-stage KHK zu evaluieren.

Obwohl in ca. 15-20% der KHK-Patienten die momentan angewandten Verfahren der Koronarintervention bereits heute an ihre Grenzen stoßen und der Bedarf an einer alternativen Therapiemöglichkeit noch eher steigen wird, geriet die Retroperfusion nach einigen vielversprechenden Vorversuchen aus dem Fokus wissenschaftlicher Forschung.

Sowohl die technische Durchführbarkeit, als auch die Effektivität der Retroperfusion ist in verschiedenen Studien am Tier, sowie durch einige teils geplante, teils ungeplante humanmedizinische Anwendungen bereits erfolgreich demonstriert worden. Allerdings führte die Verwendung unterschiedlicher Tierspezies (Schaf, Hund, Schwein) mit den dadurch implizierten anatomischen Unterschieden ebenso wie inhomogene Studiendesigns zu teils kontroversen Ergebnissen. Viele der publizierten Untersuchungen beschränken sich außerdem auf die akute, intraoperative Phase und lassen die Langzeiteffekte außen vor.

Daraus ergibt sich die Notwendigkeit weiterer zielgerichteter Studien, um die Methode der Retroperfusion als effektive Therapiealternative zu validieren.

Die vorliegenden Studie zielt darauf ab, das bereits lange bekannte Verfahren der Retroperfusion systematisch im Tierversuch am Schwein, einem in der Literatur etablierten Modell, welches hinsichtlich der Koronaranatomie dem Menschen am ähnlichsten ist, zu evaluieren. Dabei liegt das Hauptaugenmerk neben den akuten, intraoperativen Auswirkungen auf Hämodynamik, Myokardischämie und Reperfusionsschaden auf den bisher wenig charakterisierten Langzeiteffekten der Retroperfusion (standardisierte Nachbeobachtung, Kontraktilität und Morphologie im Cardio-CT, histologische Untersuchung des explantierten Herzens hinsichtlich Sklerosierung der Koronarvenen, Langzeitüberleben).

Aufgabe dieser Dissertation ist es, als ein Teil der Gesamt-Studie die Effekte der Retroperfusion auf verschiedene direkte und indirekte Parameter der Myokardfunktion und -ischämie (Troponin I, Laktat in der BGA), sowie den Reperfusionsschaden anhand von Zytokinbestimmungen darzustellen. Unter besonderer Berücksichtigung der Langzeitevaluation der Retroperfusion wurden alle Parameter nicht nur intraoperativ bei Anlage des Retrobypasses (Darstellung des akuten Verlaufes: Ischämie - Reperfusion), sondern auch bei Explantation des Herzens nach 3 Monaten erneut erhoben.

Folgenden Fragestellungen sollen durch die vorliegende Dissertation beantwortet werden:

- Handelt es sich bei der selektiven Retroperfusion kardialer Venen um eine effektive Methode Myokardischämie im akuten Infarktmodell am Hausschwein zu verhindern?
- Wie verhalten sich folgende Parameter vor – während – nach simuliertem Myokardinfarkt, sowie nach Freigabe des Retrobypasses: Troponin I und Laktat?
- Wie effektiv ist der venöse Retrobypass im Langzeitversuch?
- Wie ausgeprägt ist der Reperfusionsschaden – gemessen anhand der Zytokine IL-6, IL-8, IL-10 und TNFα– akut intraoperativ während simuliertem Myokardinfarkt bzw. nach Freigabe des Retrobypasses und drei Monate postoperativ?

4 Material und Methoden

4.1 Versuchsplanung und Durchführung

4.1.1 Tiere

Die Versuchsreihe wurde an 15 Schweinen der Hausschweinrasse (Sus scrofa domestica) beiderlei Geschlechts durchgeführt. Aufgrund der dem Menschen sehr ähnlichen Anatomie und Physiologie des kardiovaskulären Systems (bei den Koronarien handelt es sich um Endarterien im Gegensatz z.B. zum Hund) gilt das Schwein als etabliertes Standardmodell in der kardiovaskulären Forschung. Nicht nur relatives Herzgewicht (beim Schwein 0,3-0,4% des Körpergewichts) und Hämodynamik sind dem Menschen vergleichbar, sondern auch Pathogenese und Histologie der Arteriosklerose entsprechen weitgehend den pathophysiologischen Prozessen des humanen Organismus. Ebenso verlaufen Infarktmuster und anschließender Wundheilungsprozess am Myokard größtenteils homolog (Smith CP, 2000).

Die Schweine wurden prä-, sowie postoperativ im Franz-Penzoldt-Zentrum (FPZ) der Universität Erlangen-Nürnberg gehalten und veterinärmedizinisch betreut (Palmsanlage 5, 91054 Erlangen). Sämtliche Eingriffe, mit Ausnahme der Funktionsuntersuchung des Herzens in Phase II, wurden im OP des FPZ durchgeführt. Vor dem Eingriff waren die Tiere mindestens zwei Wochen vor Ort akklimatisiert und in diesem Zeitraum sorgfältig hinsichtlich Vorerkrankungen und Infektionen beobachtet und untersucht worden. Die Tiere hatten freien Zugang zu Wasser und wurden mit einer Spezialnahrung gefüttert (V4133-000 SSNIFF 4mm,

Ssniff Spezialdiäten, Soest, Germany). Raumtemperatur und Luftfeuchtigkeit wurden in definierten Grenzen konstant gehalten (18.5 bis 21.5 °C, bzw. 50-70%).

Das Versuchsvorhaben war durch die Regierung von Mittelfranken nach einem entsprechenden Antrag des Zentrums für Herzchirurgie am Universitätsklinikum Erlangen genehmigt worden. Bei der Haltung der Versuchstiere wurde das Tierschutzgesetz der Bundesrepublik Deutschland in seiner aktuellen Fassung befolgt.

Die Tiere wurden nach der Bypass-Anlage (Phase I) über einen Zeitraum von bis zu drei Monaten unter standardisierten Bedingungen weiter im FPZ betreut und nachbeobachtet (Phase II). In einem zweiten Eingriff (Phase III) wurde das Herz entnommen, um die Langzeiteffekte der Retroperfusion auf das Myokard histopathologisch zu untersuchen.

4.1.2 Phase I: Bypass-Anlage

4.1.2.1 Vorbereitung, Narkose und intraoperatives Monitoring

Die Tiere wurden durch 8-stündige Nahrungskarenz und Wasser ad libitum auf den operativen Eingriff vorbereitet. Die Prämedikation erfolgte durch intramuskuläre Gabe von Ketamin (20 mg/kg; Ketavet, Pfizer, Karlsruhe, Deutschland), Azaperon (4mg/kg; Stresnil, Janssen-Cilag, Neuss, Deutschland), Midazolam (1mg/kg; Midazolam, Ratiopharm, Ulm, Deutschland) und Atropin (0,01mg/kg; Atropin, Braun, Melsungen, Deutschland). Zusätzlich erhielten sie präoperativ prophylaktisch 1ml/25kg Langzeitpenicillin und Dihydrostreptomycin CHASSOT (Chassot GmbH, Ravensburg, Deutschland). Die spontan atmenden Tiere wurden in den OP-Saal transportiert, wo ein intravenöser Zugang (Venflon 2 –Braun, 20 gauge) über eine laterale Ohrvene geschaffen wurde. Nach dreiminütiger Präoxygenierung mit reinem Sauerstoff (Flow 15 l/min) erfolgte die Narkoseeinleitung mit Ketamin (10 mg/kg i.v.; Ketavet, Pfizer) und Propofol (1-2 mg/kg als Bolus i.v.; Disoprivan, Pfizer). Zur Relaxierung wurde Rocuronium (1 mg/kg; Esmeron, Essex Pharma, München, Deutschland) oder Cis-Atracurium (0,2 mg/kg; Nimbex, Glaxo Smith Klein, München, Deutschland) intravenös verabreicht. Nach endotrachealer Intubation (Woodbridge Endotracheal-Tubus, Innendurchmesser 6,5 oder 7,5 mm; Mallinckrodt, Gosport, Hamsphire, UK) wurde die Narkose mit Isofluran (1%-3%; Forene, Abott, Wiesbaden, Deutschland) und intravenöser Gabe von Fentanyl (10μg/kg; Fentanyl, Janssen-Cilag) aufrecht erhalten. Eine ausreichende Narkosetiefe wurde durch die klinische Beobachtung und das hämodynamische Monitoring der Tiere gewährleistet. Die Beatmung erfolgte im Volumen-kontrollierten

Modus (Fabius, Dräger, Lübeck, Deutschland) mit folgenden Parametern: Atemfrequenz 20-25/min, Tidalvolumen 10-12 ml/kg, PEEP (positive end-exspiratory pressure) 5 mbar, inspiratorische Sauerstoff-Fraktion 0,5.

Während der Operation wurden die Schweine nach standardisierter Technik für eine Herzoperation überwacht. Dazu wurde die V.jugularis interna in Seldinger-Technik punktiert und ein mehrlumiger zentraler Venenkatheter (ZVK) eingebracht (Arrow 7 French, Arrow Deutschland GmbH, Erding, Deutschland). Zur kontinuierlichen, invasiven Blutdruckmessung wurde anschließend die A.femoralis kanüliert (Arteriotomy Cannula, 6Fr.; Edwards Lifesiences, Irvine, USA). Das Herz-Zeit-Volumen (HZV) sowie weitere Parameter der Hämodynamik wurden mit Hilfe der PiCCO-Technologie (PULSION Medical Systems; München, Deutschland) kontinuierlich überwacht. Hierbei erfolgt nach Injektion einer isotonen Natriumchlorid-Lösung (15 ml, 4-8 °C) die Berechnung des HZV nach dem Prinzip der Thermodilution nach der Stewart-Hamilton-Methode.

In regelmäßigen Abständen wurden arterielle und venöse Blutgase, Elektrolyte und die Hämoglobinkonzentration bestimmt (Radiometer Copenhagen ABL 800 FLEX und Radiometer Copenhagen OSM Hemoximeter; Brønshøj, Dänemark) und gegebenenfalls durch Veränderung der Beatmungsparameter, des Infusionsvolumens oder durch Substitution von Elektrolyten im Normbereich gehalten. Die Antikoagulation mit Heparin wurde durch regelmäßige Messungen der ACT (activated clotting time) überwacht (Hemochrom Jr. Whole Blood Coagulation System; International Technidyne Corporation, Edison, USA). Des Weiteren wurde ein kontinuierliches 3-Kanal-EKG abgeleitet sowie eine Pulsoxymetrie und Kapnometrie durchgeführt. Die Körpertemperatur der Tiere wurde mittels einer rektalen Temperatursonde überwacht und durch warme Infusionslösungen, einer Heizdecke sowie einer Raumtemperatur von 25 °C bei 37±1°C konstant gehalten.

4.1.2.2 Operationsablauf

Nach Rasur und Desinfektion des Operationsgebietes wurde noch vor dem Hautschnitt Blut aus dem ZVK zur Bestimmung der präoperativen Ausgangswerte (entspricht Zeitpunkt 1) entnommen: Troponin I, Zytokine und BGA mit Laktat. Durch Injektion kalter Natriumchlorid-Infusionslösung in den ZVK wurde das HZV sowie weitere hämodynamische Parameter mit dem PiCCO-Mess-System ermittelt. Nun wurden Haut und Subcutis über dem Sternum inzidiert und der Thorax durch eine mediane Sternotomie eröffnet. Nach Einsetzen eines Thoraxspreizers wurde das Perikard eröffnet. Durch die Gabe von Heparin (200 IU/kg) wurde die ACT über 200 s gehalten. Die A.pulmonalis wurde direkt unter echokardiographischer Kontrolle mit einem mehrlumigen ZVK punktiert (7 French, 30 cm, Arrow). Nach Eröffnung des Perikards wurde aus dem ZVK erneut Blut entnommen (Zeitpunkt 2) und eine PiCCO-Messung durchgeführt.

Des Weiteren wurde ein venöser Verweilkatheter (32 mm, 20 Gauge; Venflon 2, Braun) in den linken Vorhof eingebracht und mit einem Druckwandler (Becton Dickinson Critical Care Systems, Salt Lake City, USA) verbunden, auf Herzhöhe befestigt und gegen den Umgebungsluftdruck genullt. Da bei den Tieren keine Erkrankungen der Mitralklappe vorlagen, korreliert der hiermit ermittelte linksatriale Druck mit dem linksventrikulären, enddiastolischen Druck (López-Herce J et al., 2006) (Rupérez M et al., 2004).

Anschließend wurde die linke A.mammaria (LIMA) präpariert und der Ramus interventricularis paraconalis (entspricht dem Ramus interventricularis anterior beim Menschen, left anterior descending=LAD) mit einem Tourniquet umschlungen und bis zur Infarktsimulation offen gehalten. Nach Identifizierung der LAD-Begleitvene wurde diese vor der Einmündung in die V.cordis magna, sowie 5 cm distal davon ebenfalls umschlungen. Die Anastomosierung der A.mammaria zur Koronarvene wurde anschließend unter Verwendung von Polypropylen 8-0 Nahtmaterial am schlagenden Herzen (off-pump Technik) vorgenommen. Es folgte die Durchführung einer transösophagealen Echokardiographie (Acuson CV70, Siemens, Erlangen, Deutschland).

Vor der Freigabe des Aorto-koronarvenösen Bypass (AVB) wurde durch Ligatur des RIVA ein Myokardinfarkt simuliert. Nach 30 Minuten Ischämie wurde erneut Blut aus ZVK und A.pulmonalis (Zeitpunkt 3) entnommen, eine PiCCO-Messung durchgeführt und anschließend die Koronarvene proximal der zuvor angelegten Anastomose ligiert um einen venösen Abstrom in den Koronarsinus zu verhindern und die Flussrichtung des Blutes retrograd in die Vene zu direktionieren.

Während der Ischämiephase wurden folgenden Parameter erhoben und dokumentiert:

EKG-Veränderungen, kardialer Output, mittlerer arterieller Druck (MAP), mittlerer pulmonal-arterieller Druck, Herzfrequenz, Schlagvolumen und Ejektionsfraktion.

Nach der direkt im Anschluss vorgenommenen Freigabe des Retrobypass wurde zum Zeitpunkt 4 Blut aus dem ZVK und der A.pulmonalis entnommen. Zur Darstellung und Dokumentation des AVB wurde abschließend eine Koronarangiographie (Arcadis Avantic; Siemens Medical Solutions, Erlangen,

Deutschland) durch Injektion von 50-70 ml des auf 37°C vorgewärmten Kontrastmittels Iomeprol (Imeron 350, Altana Pharma, Konstanz, Deutschland) durchgeführt.

Unter stabilen Kreislaufverhältnissen erfolgte der Verschluss des Thorax in standardisierter Technik mittels Drahtcerclagen, subkutanen Adaptationsnähten und Hautnaht. Zur parasternalen Interkostal-Blockade wurde intraoperativ Naropin (2 mg/kg; Naropin 2%, Astra-Zeneca, Wedel, Deutschland) eingespritzt. Das Perikard sowie –falls nötig- die Pleurahöhlen wurden mit Drainagen versehen, welche am Ende der Operation wieder entfernt wurden. Direkt postoperativ wurde zum Zeitpunkt 5 Blut aus dem ZVK entnommen und eine abschließende PiCCO-Messung durchgeführt. Zur Sicherstellung der Schmerzfreiheit erhielten die Tiere in der postoperativen Phase Buprenorphin s.c. (0,02 mg/kg: Temgesic, Essex Pharma, München, Deutschland), Metamizol i.m. (40 mg/kg; Vetalgin, Intervet, Unterschleißheim, Deutschland) sowie gegebenenfalls Ketoprofen p.o. (4 mg/kg; Rimadyl, Pfizer, Karlsruhe, Deutschland).

Ab dem dritten postoperativen Tag wurde der Nahrung der Tiere der Thrombozytenaggregationshemmer Clopidogrel (1mg/kg KG) beigefügt.

Tabelle 1: Übersicht Operationsablauf

OP-Ablauf	Blutentnahme
	Zeitpunkt 1/Basiswert
Hautschnitt	
Sternotomie	
Eröffnung Perikard/Kanülierung A.pulmonalis	
	Zeitpunkt 2/Präparation
Anlage Retrobypass off-pump	
Infarktsimulation (30 min.)	
	Zeitpunkt 3/Ischämie
Freigabe Retrobypass	
	Zeitpunkt 4/Reperfusion
Verschluss Thorax	
	Zeitpunkt 5/Thoraxverschluss

4.1.3 Phase II: weitere Haltung und Cardio-CT

Nach Anlage des Bypass wurden die Tiere über einen Zeitraum von bis zu drei Monaten im FPZ weiter betreut. Etwa einen Monat nach dem Ersteingriff wurde am Institut für Medizinische Physik (IMP, Direktor: Prof.Dr.W.A.Kalender) der FAU Erlangen-Nürnberg ein Cardio-CT durchgeführt. Für den Transport erhielten die Schweine nach entsprechender Prämedikation (analog zu Phase I) Ketamin und Midazolam, es wurde wiederum ein venöser Zugang am Ohr gelegt und die Untersuchung erfolgte unter Spontanatmung. Es erfolgte eine Blutentnahme zur Troponin I-Bestimmung.

4.1.4 Phase III: Explantation und histologische Untersuchung des Herzen

Drei Monate nach der Erst-OP wurde das Herz in einem zweiten Eingriff explantiert. Prämedikation, Narkoseeinleitung und Überwachung der Tiere erfolgte analog zu Phase I.

Nach medianer Sternotomie und Eröffnung des Perikards wurde das Herz dargestellt. Es erfolge eine Blutentnahme, die Durchführung einer Koronarangiographie zur Darstellung der Bypässe sowie die Entnahme mehrerer Myokardbiopsien. Anschließend wurden die Tiere in tiefer Narkose euthanasiert (80 mg/kg Phenobarbital; Eutha 77, Essex Pharma). Durch Applikation von 5°C kalter Kardioplegie-Lösung (Custodiol; HTK-Lösung nach Brettschneider; Dr.Franz Köhler Chemie GmbH; Alsbach-Hähnlein, Deutschland) wurde eine Asystolie induziert und das Herz explantiert.

Mit dem Verschluss des Thorax wurde der Gesamtversuch beendet.

Die während der Operation entnommenen Myokardbiopsien sowie das explantierte Herz wurden im Pathologischen Institut des Universitätsklinikums Erlangen histopathologisch untersucht.

4.2 Untersuchte Laborparameter und Messmethoden

Zu standardisierten Zeitpunkten wurde während der Operationen Blut abgenommen: ein Lithium-Heparinröhrchen (9ml) zur Bestimmung von Troponin I, ein Serumröhrchen (9ml) zur Bestimmung der Zytokine (Monovette® Sarstedt; Nümbrecht, Deutschland), sowie 2ml Blut für die Blutgasanalyse (PICO50, Radiometer Copenhagen; Brønshøj, Dänemark). Die Entnahme erfolgte je nach Stadium der Operation aus dem ZVK, dem arteriellen Zugang sowie eventuell zusätzlich aus der A.pulmonalis.

4.2.1 Blutgasanalyse (BGA)

Mit dem Radiometer Copenhagen ABL 800 FLEX wurden Sauerstoffsättigung, die Partialdrücke für O_2 und CO_2, Elektrolyte, Blutzucker, pH sowie Lactat und Basenüberschuss (BE) aus arteriellem, venösem und gemischt-venösem Blut bestimmt.

Die Angaben zu den physiologischen Werten beim Schwein schwanken in der Literatur je nach verwendeter Quelle etwas. Im Folgenden sind die Normwerte bzw. Bereiche tabellarisch aufgelistet.

Tabelle 2: Sauerstoffsättigung, Partialdrücke und pH beim Schwein

Parameter	Normwerte	Quelle
S_aO_2 in %	98 bei 100 mmHg pO_2	(Haberstroh J, Henke J, 2004)
S_vO_2 in %	76 bei 40 mmHg pO_2	(Haberstroh J, Henke J, 2004)
pCO_2 arteriell in mmHg	44,5 +/- 0,7	(Weiskopf RB et al.)
	50	(Kraft W, Dürr UM, 2005)
pO_2 arteriell in mmHg	96,2 +/- 2,2	(Weiskopf RB et al.)
	98	(Kraft W, Dürr UM, 2005)
pH	7,458 +/- 0,003	(Weiskopf RB et al.)
	7,42	(Kraft W, Dürr UM, 2005)

Tabelle 3: Elektrolyte

Parameter	Normwert (für Haustiere allgemein) nach Löffler (Löffler K, 2002)	Normwert (speziell für das Schwein) nach Kraft (Kraft W, Dürr UM, 2005)
K^+	4,3 – 6 mmol/l	4,0 – 5,0 mmol/l
Na^+	139-143 mmol/l	140-160 mmol/l
Ca^{2+}	2,2 – 3,0 mmol/l	2,4 – 3,5 mmol/l
Cl^-	96-110 mmol/l	102-106 mmol/l

Tabelle 4: Säure-Basen-Status des Schweins

Parameter	Normwert nach Löffler (Löffler K, 2002)	Normwert nach Kraft (Kraft W, Dürr UM, 2005)
HCO_3^-	27 mmol/l	20-30 mmol/l
Basenexzess	keine Angaben	-3,5 - +3,5 mmol/l

Der Referenzbereich für Glucose im Vollblut beim Schwein wird mit 70-115 mg/dl (entspricht 3,9-6,4 mmol/l) angegeben, wobei berücksichtigt werden muss, dass bei Aufregung oder Stresszuständen Werte bis über 200 mg /dl bzw. 11 mmol/l gemessen werden (Kraft W, Dürr UM, 2005).

Mit einem zweiten Blutgasanalyse-Gerät (Radiometer Copenhagen OSM Hemoximeter) wurde außerdem der Hämoglobin-Gehalt des Blutes bestimmt.

Tabelle 5: Hämatologische Normwerte beim Schwein

Parameter	Normwert	Quelle
Hämoglobin	10,8 – 14,8 g/dl	(Kraft W, Dürr UM, 2005)
	10,0 – 16,0 g/dl	(Löffler K, 2002)
Hämatokrit	33 – 45 %	(Kraft W, Dürr UM, 2005)
	32 – 45 %	(Löffler K, 2002)
Erythrozytenzahl	$5,8 – 8,1 \times 10^6/\mu l$	(Kraft W, Dürr UM, 2005)
	$5,0 – 8,0 \times 10^6/\mu l$	(Löffler K, 2002)

4.2.2 Klinische Marker der myokardialen Ischämie

Um die Schwere der myokardialen Ischämie abschätzen zu können wurden neben Lactat in der BGA der klinische etablierte Marker Troponin I über das Zentrallaboratorium des Universitätsklinikums Erlangen bestimmt.

4.2.2.1 Lactat

Die Lactat-Dehydrogenase katalysiert die Umwandlung von Lactat und Pyruvat, welche in Abhängigkeit der Verfügbarkeit von NADH miteinander im Gleichgewicht stehen.

$Lactat + NAD^+ \leftrightharpoons Pyruvat + NAD + H^+$

Unter anaeroben Bedingungen wird aus Pyruvat verstärkt unter NADH-Verbrauch Lactat gebildet und im Rahmen der Gluconeogenese verstoffwechselt. Die im Vollblut bestimmte Lactat-Konzentration ist das Ergebnis ständiger Lactatbildung und –elimination im Gesamtorganismus. Für nüchterne Hausschweine wird der Normbereich mit 0,84±0,24 mmol/l angegeben (Nerbas E, 2008). Lactaterhöhungen können im Rahmen vermehrter Bildung, also einer generalisierten oder organbezogenen Hypoxie wie myokardiale Ischämie, oder aber einer verminderten Utilistation und Exkretion in Leber und Niere auftreten.

4.2.2.2 Die kardialen Troponine

Die Myofibrille, der kontraktile Apparat der Herzmuskelfaser, besteht aus vier Proteinen: Myosin bildet die dicken Filamente, Aktin, Tropomyosin und der Troponinkomplex die dünnen Filamente. Beide Filamenttypen sind zum Sarkomer, der funktionellen Grundeinheit der Myofibrille angeordnet. Die Muskelkontraktion kommt durch Aneinandergleiten der dicken und dünnen Filamente, resultierend in einer Verkürzung des Sarkomers, zustande. Der Myosinkopf durchläuft unter ATP-Verbrauch eine Konformationsänderung und bindet an die nächste, benachbarte Aktin-Einheit (Löffler G, 2003).

Dabei reguliert der Troponinkomplex, bestehend aus drei verschiedenen Troponinen die Aktin-Myosin-Wechselwirkung:

- Troponin T bindet den Komplex an Tropomyosin
- Troponin C bindet Calcium
- Troponin I inhibiert die Kontraktion in der Ruhephase

Abbildung 5 - Schematische Darstellung des Troponinkomplexes (nach Dähmlow S, 2006)

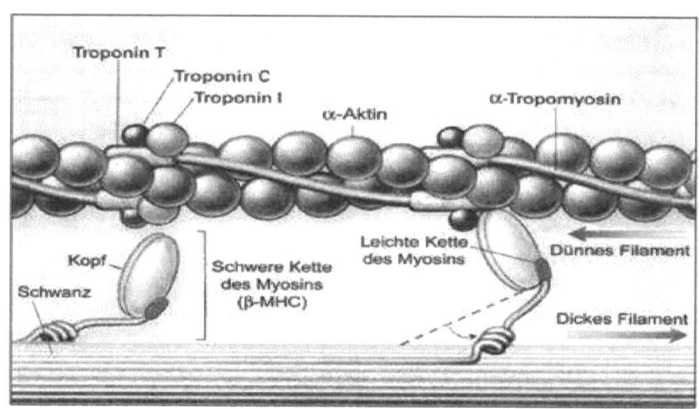

Von Troponin T und I existieren jeweils drei Isoformen: ein Herzmuskeltyp, ein langsamer sowie ein schneller Skelettmuskeltyp. Die myokardialen Troponine unterscheiden sich in ihrer Struktur von denen der Skelettmuskulatur. Der Herzmuskeltyp von Troponin I ist kardiospezifischer als der von Troponin T, da letzterer auch im regenerierenden Skelettmuskel auftritt.

Aus Lithium-Heparinplasma wurde cardiales Troponin I (cTnI) mit Hilfe des Accu TnI-Assays, eines Chemilumineszenz-Immunoassays mit paramagnetischen Partikeln, bestimmt (Access 2, Beckman Coulter, Krefeld, Germany):

In ein Reaktionsgefäß werden eine Probe, ein Konjugat aus monoklonalen Anti-cTnI-Antikörpern und alkalischer Phosphatase gegeben. Das Human c-TnI verbindet sich mit den Anti-cTnI-Anitkörpern der Festphase, während das Konjugat aus Anti-cTnI-Antikörpern mit anderen Antigenbereichen der c-TnI Moleküle reagiert. Nach Inkubation werden an die Festphase gebundene Stoffe in einem Magnetfeld festgehalten, während ungebundene Stoffe durch Waschen entfernt werden. Anschließend wird das Chemilumineszenz-Substrat in das Gefäß gegeben und das bei der Reaktion erzeugte Licht mit Hilfe eines Luminometers gemessen. Die erzeugte Lichtmenge ist der c-TnI-Konzentration in der Probe direkt proportional. Der Analytgehalt der Probe wird anhand einer gespeicherten Mehrpunktkalibrationskurve bestimmt (Standardarbeitsanweisung (SOP) Troponin I).

Troponin I ist ein hochspezifischer Marker für Myokardschäden im Tiermodell. Der Nachweis erhöhter Werte gilt als beweisend für das Vorliegen eines myokardialen Zellschadens (Fredericks S et al., 2001).

Bei Verwendung der oben beschriebenen Bestimmungsmethode liegt der Referenzbereich unter 0,5 ng/ml, als Schwellenwert für einen akuten Myokardinfarkt wird 2,0 ng/ml angegeben. Die Höhe des Anstiegs lässt Rückschlüsse auf die Infarktgröße zu.

Hinsichtlich der Kinetik unterscheidet sich cTnI in folgenden Punkten von der Creatininkinase:

Bei Vorliegen einer myokardialen Ischämie ist ein Anstieg des cTnI 3 Stunden nach Infarktbeginn zu beobachten, die höchste Sensitivität und Spezifität erreicht der Marker jedoch im Zeitfenster zwischen 6 und 8 Stunden. Bei negativem Ergebnis aber entsprechender klinischer Symptomatik eines Myokardinfarktes empfiehlt es sich daher den Test nach einigen Stunden zu wiederholen. Das Maximum wird nach ca. 14-20 Stunden erreicht. Fünf bis zehn Tage nach dem Akutereignis sind noch erhöhte Werte nachweisbar, so dass die Normalisierung der Werte im Vergleich zur CK deutlich langsamer erfolgt. Dies erschwert die Diagnose eines Reinfarktes.

Neben der Akutdiagnostik des Myokardinfarktes kommt den kardialen Troponinen auch eine wichtige Rolle als prognostischer Parameter für Patienten mit instabiler Angina pectoris und NSTEMI (Non-ST-segment-elevation myocardial infarction) zu (Dörner K, 2003).

Abbildung 6 - Zeitlicher Verlauf von Myoglobin, CK-MB und Troponin nach Myokardinfarkt (nach Dörner K, 2003)

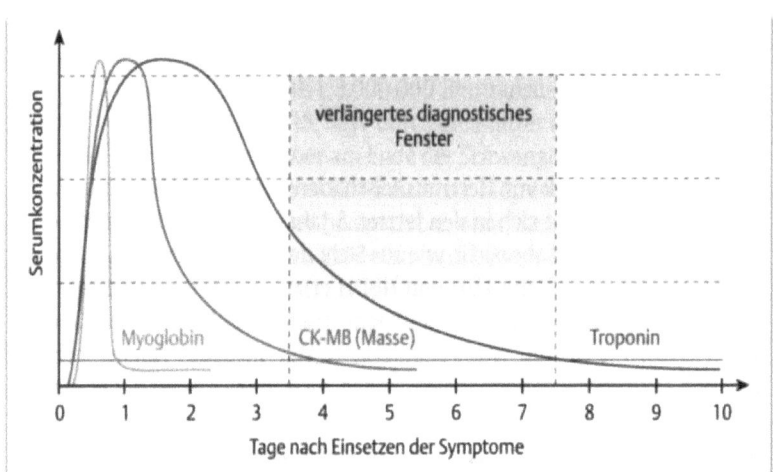

4.2.3 Zytokinmarker des Ischämie/Reperfusionsschadens

Die schnelle Revaskularisierung der Koronargefäße ist essentiell um hypoxisches Myokard zu retten und somit Morbidität und Mortalität nach einem akuten Infarkt zu reduzieren. Durch die Reperfusion des zuvor ischämischen Myokards können paradoxerweise aber auch unerwünschte Nebeneffekte beobachtet werden. So ist das Phänomen der paradoxen myozytären Dysfunktion, auch als Reperfusionsschaden bezeichnet, nach Thrombolyse, PTCA und herzchirurgischen Eingriffen wie Bypass-Operationen oder Herztransplantationen beschrieben worden. Abhängig von Dauer und Ausmaß der Ischämie vergrößert sich der myokardiale Zellschaden und es kann eine Reihe reperfusions-assoziierter pathologischer Prozesse beobachtet werden, die in ihrer Gesamtheit als Reperfusions-Schaden bezeichnet werden (Verma S et al., 2002).

Dazu zählt das sogenannte „myocardial stunning", definiert als eine reversible kontraktile Dysfunktion durch vitales, aber nicht funktionelles Herzmuskelgewebe. Die Pathogenese dieses Phänomens ist noch nicht vollständig geklärt, man nimmt aber an, dass es sich um einen multifaktoriellen Prozess handelt, der in einer Störung komplexer zellulärer Abläufe resultiert. In der Literatur werden folgende zwei Erklärungsversuche favorisiert: eine Schädigung des Myokards durch

Sauerstoffradikale zum einen und eine transiente Störung der zellulären Calcium-Homöostase zum anderen (Bolli R, Marban E, 1999).

Des Weiteren kann eine mikrovaskuläre und endotheliale Dysfunktion, welche in dem sogenannten „no-reflow" Phänomen resultieren kann, sowie eine Vergrößerung des Zellschadens und der Nekrose durch Reperfusion beobachtet werden (Verma S et al., 2002).

Abbildung 7 - Schematische Darstellung des Ischämie/Reperfusionsschadens (nach Verma S, 2002)

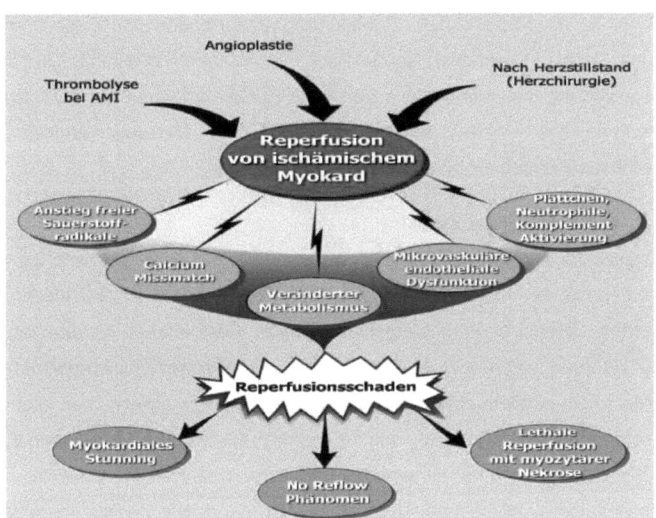

Zytokine, durch Stimuli wie Inflammation, Apoptose oder immunologische Prozesse freigesetzt, spielen eine wichtige Rolle als integraler Anteil der Reaktion auf den ischämisch bedingten Gewebsschaden und bei der Verstärkung des Zellschadens durch Reperfusion. Im akuten Stadium nach myokardialer Ischämie beeinflussen sie Überleben oder Apoptose der Myozyten und können die zelluläre inflammatorische Antwort verstärken. Durch ihre Wirkung auf die extrazelluläre Matrix sind sie in der Lage langfristig zur Heilung und dem Remodelling nach einem Myokardinfarkt beizutragen. Zytokinfreisetzung im Rahmen von Ischämie/Reperfusion kann also sowohl positive Effekte wie Heilung und Wiederherstellung der Funktionalität des Myokards als auch negative Folgen wie Hypertrophie, interstitielle Fibrose oder dilatative Kardiomyopathie nach sich ziehen (Nian M et al., 2004).

4.2.3.1 Bestimmung der Zytokine

Das zu definierten Zeitpunkten während der OP in Serumröhrchen (9ml, Monovette® Sarstedt; Nümbrecht, Deutschland) abgenommene Blut wurde direkt postoperativ bei 14000 Umdrehungen pro Minute und 4°C 10 Minuten lang zentrifugiert (Zentrifuge Jouan BR 4i, Jouan GmbH, Unterhaching, Deutschland). Das anschließend abpipettierte Serum wurde bis zur Durchführung der ELISA-Tests (Enzyme-Linked Immunosorbent Assay) bei unter -20°C tiefgekühlt. Die Konzentrationen von TNF-α, IL-6, IL-8 und IL-10 wurden mittels der kommerziell erhältlichen und für porcine Proteine spezifischen ELISA-„Kits" Quantikine Porcine TNFα/TNFSF1A, Porcine IL-6, Porcine IL-8 und Porcine IL-10 der Firma R&D Systems GmbH, Wiesbaden-Nordenstadt, Deutschland, bestimmt. Durchführung und Auswertung der quantitativen Sandwich-ELISAs erfolgten nach Vorschrift und Anleitungen des Herstellers. Zur Reduktion der Meßungenauigkeit wurden Doppelbestimmungen für jeden Zeitpunkt durchgeführt.

4.2.3.2 Freisetzung der Zytokine

Die Trigger der Zytokinfreisetzung bei myokardialer Ischämie wie auch die dadurch in Gang gesetzten Kaskaden auf zellulärer Ebene waren in den letzten Jahren Gegenstand intensiver Forschungsbemühungen. Festgehalten werden kann, dass sowohl während Ischämie, zum Beispiel durch einen akuten Myokardinfarkt oder im Rahmen der extrakorporalen Zirkulation, als auch während der Reperfusion proinflammatorische Zytokine wie Interleukin-1β (IL-1β), Interleukin-6 (IL-6), Interleukin 8 (IL-8) und der sogenannte Tumor-Nekrose-Faktor α (TNF-α), wie auch das antiinflammatorische Interleukin-10 (IL-10) freigesetzt werden (Nian M et al., 2004) (Wan S et al., 1997).

So konnten Harig et al. zeigen, dass der IL-10 und IL-6 Anstieg während der extrakorporalen Zirkulation (EKZ) im Rahmen von Bypass-Operationen mit der Ischämiezeit und der EKZ-Dauer korreliert (Harig F et al., 1999a) (Harig F et al., 2001).

Die proinflammatorischen Zytokine TNF-α, IL-1β, IL-6 werden normalerweise im gesunden Myokard nicht exprimiert. Im Tiermodell konnte an Ratten ein Anstieg der mRNA-Expression dieser drei Zytokine 3-12h nach einem simulierten Myokardinfarkt nachgewiesen werden (Deten A et al., 2002).

Es besteht eine positive Korrelation zwischen Ischämiedauer und Höhe der proinflammatorischen Zytokinantwort. Insbesondere die IL-6 und IL-8 Konzentrationen korrelierten nach Operationen an den Herzklappen mit der Dauer der globalen Ischämie (durch Abklemmen der Aorta) und dem myokardialen Schaden gemessen an der Höhe der CK-MB. Auch war die Dauer der globalen Ischämie während Bypass-Operationen der einzige verlässliche Prädiktor für die postoperativen TNF-α und IL-6 Spiegel. Ein Vergleich der Konzentrationen von TNF-α, IL-6 und IL-8 nach Bypass-Operationen und Herztransplantationen unterstützte die Hypothese, dass die Ischämiedauer entscheidend für die Höhe der inflammatorischen Zytokinantwort ist. Zusammenfassend kann man festhalten, dass (während EKZ) die Höhe der durch das Myokard produzierten proinflammatorischen Zytokine mit der Dauer der Ischämie korreliert. Ebenso besteht eine, wenn auch schwache, Korrelation zwischen der Zytokinfreisetzung und dem Ausmaß des myokardialen Schadens (Wan S et al., 1997).

Als Auslöser der Zytokinfreisetzung im Myokard werden verschiedene Mechanismen diskutiert.

Direkte mechanische Reizung, wie sie im Infarkt und rund um das Infarktareal im Myokard auftritt, führt über Stimulierung von Mechanosensoren zur Freisetzung von TNF-α (Kapadia SR et al., 1997) (Nian M et al., 2004). Kommt zu der mechanischen Reizung auch noch ischämischer Stress, reagiert das Myokard mit der Produktion von TNF-α und IL-6. Der mechanische Reiz führt über intrazelluläre Signalkaskaden, an der die mitogen-activated protein Kinase (MAPK), Januskinase (JAKs), sowie Calcineurin beteiligt sind, zur Aktivierung nukleärer Transkriptionsfaktoren (NF-κB und AP-1), welche die Expression der Zytokin-Gene induzieren.

Daneben werden als Bestandteil der zellulären Antwort auf Stimuli wie Hypoxie, freie Radikale und osmotischer Dysregulation, welche im Rahmen der Ischämie und Reperfusion auftreten, sogenannte Stress-induzierte-Transkriptionsfaktoren hochreguliert. Diese führen wiederum zur Zytokin-Induktion (Nian M et al., 2004).

Reaktive Sauerstoffradikale können -neben einer direkten Schädigung der Kardiomyozyten- über Aktivierung der p38 MAPK die TNF-α Produktion aktivieren (Meldrum DR et al., 1998).

Ebenso konnte in einer Studie am Kaninchenmodell gezeigt werden, dass die IL-6 Produktion durch Ischämie gefolgt von Reperfusion gegenüber alleiniger Ischämie gesteigert wird (Kukielka GL et al., 1995). Diese Beobachtung untermauert die Hypothese, da reaktive Sauerstoffradikale vor allem in der Reperfusionsphase entstehen.

Als letzter Trigger der Zytokinfreisetzung im Rahmen der Ischämie und Reperfusion sind die Zytokine selbst zu nennen. Für TNF-α wurde ein solcher positiver Rückkopplungseffekt beschrieben (Nian M et al., 2004).

Die durch myokardiale Nekrose hervorgerufene Komplement-Aktivierung sowie die Bildung freier Sauerstoffradikale führen zu Degranulation von Mastzellen. Auf diesem Wege freigesetztes TNFα initiiert eine inflammatorische Kaskade. Über Aktivierung von NF-κB, welches auch direkt durch freie Radikale oder IL-1β aktiviert werden kann, kommt es zur gesteigerten Genexpression weiterer Zytokine wie IL-6 (Frangogiannis NG et al., 2002).

4.3 Statistische Datenanalyse

Aufgrund des geringen Stichprobenumfangs wurde eine deskriptive Datenanalyse durchgeführt. Die Erfassung und Bearbeitung der Daten erfolgte mit dem Programm Excel® Version 2007 der Fa. Microsoft.

Zytokinkonzentrationen, welche mit <0,1 pg/ml angegeben sind, gehen als <0,1 pg/ml =0 pg/ml in die Berechnung ein.

5 Ergebnisse

Im Folgenden werden neben den Basisversuchsdaten die zu definierten Zeitpunkten erhobenen Konzentrationen für Lactat, Troponin I und die Zytokine TNF-α, IL-6, IL-8 und IL-10 dargestellt und beschrieben. Einen Überblick über die Zeitpunkte der Probenentnahmen bietet Tabelle 6.

Tabelle 6: Übersicht Operationsablauf

OP-Ablauf	Blutentnahme
	Zeitpunkt 1/Basiswert
Hautschnitt	
Sternotomie	
Eröffnung Perikard/Kanülierung A.pulmonalis	
	Zeitpunkt 2/Präparation
Anlage Retrobypass off-pump	
Infarktsimulation (30 min.)	
	Zeitpunkt 3/Ischämie
Freigabe Retrobypass	
	Zeitpunkt 4/Reperfusion
Verschluß Thorax	
	Zeitpunkt 5/Thoraxverschluß

5.1 Basisversuchsdaten

5.1.1 Versuchstiere

Insgesamt wurde an 15 gesunden Hausschweinen (sus scrofa domestica) ein aortokoronarvenöser Bypass unter Verwendung der linken A.mammaria interna (LIMA) als Bypass-Gefäß auf die LAD-Begleitvene (sogenannter Retrobypass) in off-pump Technik, also unter Verzicht auf die Herz-Lungen-Maschine, durchgeführt (Phase I). Fünf Tiere verstarben in der ersten Woche nach dem Ersteingriff, davon drei direkt am 1. postoperativen Tag, sowie je ein Tier am 2. und 6. postoperativen Tag im Tierstall.

An zehn Tieren wurde etwa einen Monat nach dem Ersteingriff ein Cardio-CT durchgeführt. Für diese Phase II war gemäß Versuchsprotokoll eine Blutentnahme zur Bestimmung von Troponin I vorgesehen.

Abgesehen von der komplikationsreichen, direkt postoperativen Phase, in welcher fünf Tiere verstarben, gab es keine weiteren Todesfälle, so dass gemäß Versuchsprotokoll 3 Monate nach Anlage des Retrobypass der Versuch an 10 Tieren mit der Explantation des Herzens beendet werden konnte (Phase III). In Abhängigkeit von organisatorischen Faktoren geschah dies im Mittel nach 79,7 Tagen.

Nachfolgende Tabelle gibt Aufschluss über die kumulative und mittlere Überlebensdauer der Tiere insgesamt, sowie getrennt in Gruppe 1 (Langzeitüberleben bis geplantes Versuchsende) und Gruppe 2 (Tod in der frühen postoperativen Phase bis eine Woche nach OP).

Tabelle 7: Überlebenszeiten in Tagen [d]

	insgesamt (15 Tiere)	Gruppe 1 (10 Tiere)	Gruppe 2 (5 Tiere)
Kumulativ [d]	1196	1185	11
Mittelwert [d/Tier]	79,7	118,5	2,2

5.1.2 OP-Zeiten

Gemäß Versuchsprotokoll erfolgten zu standardisierten Zeitpunkten Blutentnahmen. In Abhängigkeit individueller Faktoren wie Narkoseeinleitung, Anatomie und Dauer der chirurgischen Präparation sowie unvorhergesehen intraoperativen Komplikationen kam es dadurch zu unvermeidbaren Schwankungen bezüglich der Abstände zwischen den einzelnen Blutentnahmen. Tabelle 8 gibt eine Übersicht über die jeweils gemittelten zeitlichen Abstände nach Zeitpunkt 1 vor Hautschnitt.

Tabelle 8: Abstand Blutentnahmen nach Basiswert (Mittelwerte in hh:min)

Zeitpunkt 1	Zeitpunkt 2	Zeitpunkt 3	Zeitpunkt 4	Zeitpunkt 5
Basiswert	Präparation	Ischämie	Reperfusion	Thoraxverschluss
00:00	03:05	04:53	05:42	06:33

Die mittlere OP-Dauer betrug 6Std.43min., die Schnitt-Naht-Zeit gemittelt 5Std.5min. Laut Versuchsprotokoll war eine Infarktsimulation, also Ischämiedauer von 30min. vorgesehen, die Auswertung nach Abschluss der Versuchsreihe ergab eine mittlere Ischämiedauer von 31min.

Tabelle 9: OP-Zeiten (Mittelwerte als hh:min)

OP-Dauer	Schnitt-Naht-Zeit	Ischämiedauer
06:43	05:05	0:31

5.2 Phase I: Bypass-Anlage

5.2.1 Intraoperative Bestimmung der Troponin I-Konzentration

Die mittels weiter oben beschriebener Methode (siehe 4.2.2.2) im Zentrallabor des Universitätsklinikums Erlangen bestimmten Werte für Troponin I sind Abbildung 8 zu entnehmen. Tabelle 10 enthält Mittelwerte und Median für die insgesamt 25 ausgewerteten Proben von 5 Tieren.

Abbildung 8 - Troponin I - Verlauf (n=5) in Phase I mit Mittelwert und Median

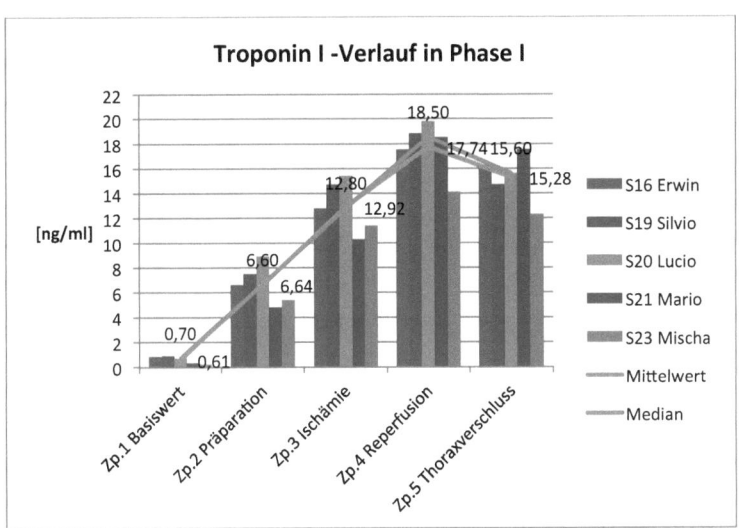

Tabelle 10: Troponin I Mittelwerte und Median in Phase I

Troponin I [ng/ml]	Zp.1	Zp.2	Zp.3	Zp.4	Zp.5
Mittelwert	0,61	6,64	12,92	17,74	15,28
Median	0,70	6,60	12,80	18,50	15,60

Mittelwert und Median verlaufen annähernd gleich und liegen bei Zeitpunkt 1, also nach Narkoseeinleitung und noch vor dem Hautschnitt, mit 0,61 ng/ml bzw. 0,70 ng/ml knapp über dem Referenzwert (<0,5 ng/ml). Während der Präparation kommt es zu einem ersten Anstieg. Betrachtet man Mittelwert und Median der zu Zeitpunkt 3, also während der Ischämiephase bestimmten Werte, entsprechen diese in etwa einer Verdoppelung verglichen mit Zp.2. Die höchsten Troponin I-Konzentrationen wurden während der Reperfusionsphase (Zp.4) gemessen (Mittelwert=17,74 ng/ml, Median=18,50 ng/ml). Zum OP-Ende (Zp.5/Thoraxverschluss) waren die Konzentrationen leicht rückläufig.

5.2.2 Intraoperative Bestimmung der Lactat-Konzentration

Zu den weiter oben definierten Zeitpunkten erfolgte die Bestimmung der Lactat-Konzentration mittels Blutgasanlayse aus arteriellem, zentralvenösem und gegebenfalls pulmonalvenösem Blut an den anästhesierten und kontrolliert beatmeten Schweinen. Die jeweiligen Mittelwerte aus den zwei bzw. drei pro Zeitpunkt bestimmten Lactat-Konzentrationen für jedes Tier sind in Abbildung 9 dargestellt.

Abbildung 9 - Lactat-Verlauf Gesamtübersicht in Phase I (n=15) mit Mittelwert und Median

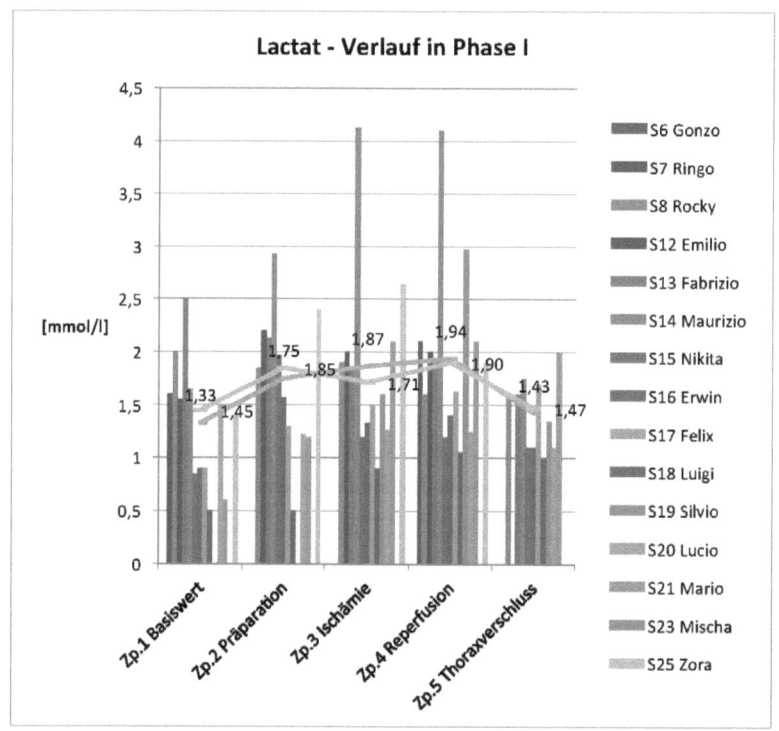

Tabelle 11: Lactat Mittelwerte und Median in Phase I

Lactat [mmol/l]	Zp.1	Zp.2	Zp.3	Zp.4	Zp.5
Mittelwert	1,33	1,75	1,87	1,94	1,43
Median	1,45	1,85	1,72	1,90	1,48

Betrachtet man Mittelwert und Median (n=15) so lag die mittleren Lactat-Konzentration, die unter Narkose zu Beginn der Operation noch vor Schnitt abgenommen wurde (Zp.1 Basiswert: Mittelwert=1,33 mmol/l, Median 1,45 mmol/l) über dem Normbereich der für nüchterne, ungestresste Hausschweine mit 0,84±0,24 mmol/l in der Literatur angegeben wird (Nerbas E, 2008).

Mit Beginn der chirurgischen Maßnahmen kam es zu einem Anstieg (Zp.2 Präparation), die Lactat-Konzentration blieb auch im weiteren Verlauf der OP zu Zeitpunkt 3 (Ischämie) auf etwa diesem Niveau, bezogen auf den Ausgangswert relativ konstant leicht erhöht.

Zum Zeitpunkt 4 (Reperfusion), also nach Ende des durch dreißigminütige Ischämie simulierten Myokardinfarkts und Freigabe des Retrobypasses wurden die höchsten Lactat-Konzentrationen gemessen (Zp.4 Reperfusion: Mittelwert=1,94 mmol/l, Median=1,90 mmol/l). Zum OP-Ende fiel die mittlere Lactat-Konzentration verglichen mit Zeitpunkt 4 deutlich ab. Wenn auch die Ausgangswerte nicht ganz erreicht wurden, so liegen doch Mittelwert (1,43 mmol/l) und Median (1,48 mmol/l) deutlich niedriger im Vergleich zu dem vor der Ischämiephase erreichten intraoperativen Niveau.

5.2.3 Intraoperative Bestimmungen der Zytokinkonzentrationen

5.2.3.1 TNF-α

Die mittels ELISA bestimmten TNF-α-Konzentrationen zu den Zeitpunkten 1-5 für alle Tiere (n=15) sind in Abbildung 10 dargestellt.

Abbildung 10 - TNF-alpha Verlauf Gesamtübersicht in Phase I (n=15) mit Mittelwert und Median

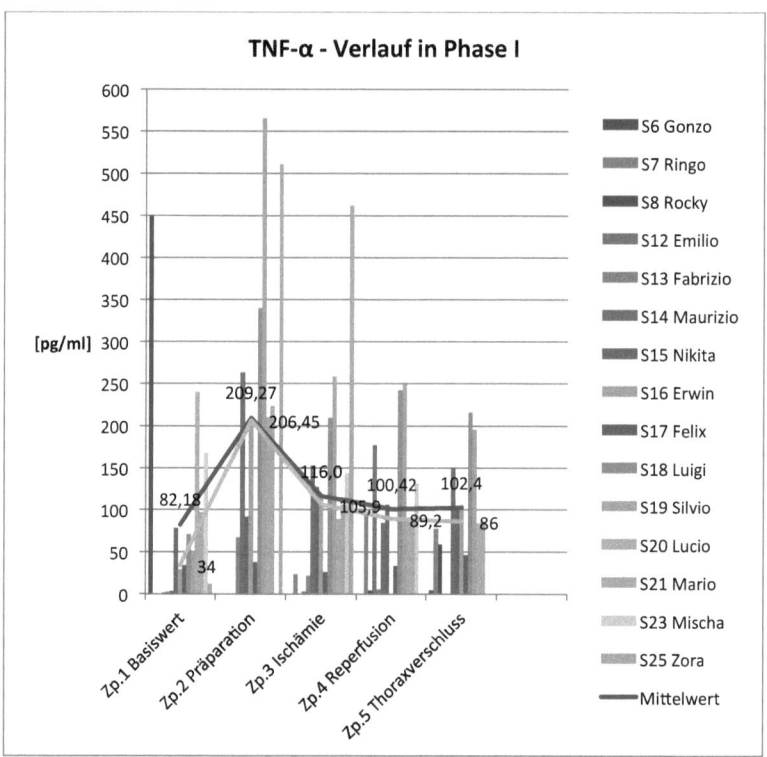

Die Anzahl der ausgewerteten Proben betrug 66, da bei sieben Tieren nicht alle fünf vorgesehenen Entnahmezeitpunkte eingehalten werden konnten. TNF-α war abgesehen von insgesamt vier Einzelproben bei zwei Tieren in allen Proben zu allen Zeitpunkten nachweisbar. Betrachtet man den Verlauf des Median bzw. des Mittelwerts, der diesem annähernd folgt, so steigt TNF-α ausgehend von relativ niedrigen Basiswerten vor dem Hautschnitt (Zp.1) auf ein intraoperatives Maximum nach Sternotomie und Präparation noch vor Anlage des Bypasses an (Zp.2). Im weiteren Verlauf sinkt TNF-α annähernd kontinuierlich bis zum OP-Ende, jedoch nicht unter das Ausgangsniveau. Verglichen mit dem Basiswert bleibt TNF-α zum Zeitpunkt des Thoraxverschlusses (Zp.5) um das ca. 2,5fache erhöht.

Bei der Betrachtung der individuellen TNF-α-Verläufe für jedes Tier getrennt fallen verschiedene Synthesemuster auf, anhand derer fünf Gruppen abgegrenzt werden können. Des Weiteren reagierten einige Tiere mit sehr hohen Spitzen-Konzentrationen verglichen mit dem Mittelwert/Median der Gesamtgruppe. Im Folgenden werden die unterschiedlichen Synthesemuster, die beobachtet werden konnten sowie die Gruppe der sogenannten „high responder" genauer dargestellt.

Ausgehend von den intraoperativen Maxima ergaben sich fünf unterschiedlich große Einzelgruppen A-E mit jeweils charakteristischen TNF-α-Verläufen. Diese Synthesemuster werden in den folgenden Abbildungen dargestellt und ausgehend von den Mittelwerten der jeweiligen Gruppe beschrieben.

Abbildung 11 - TNF-alpha Gruppe A: Peak bei Zp.1 (n=3)

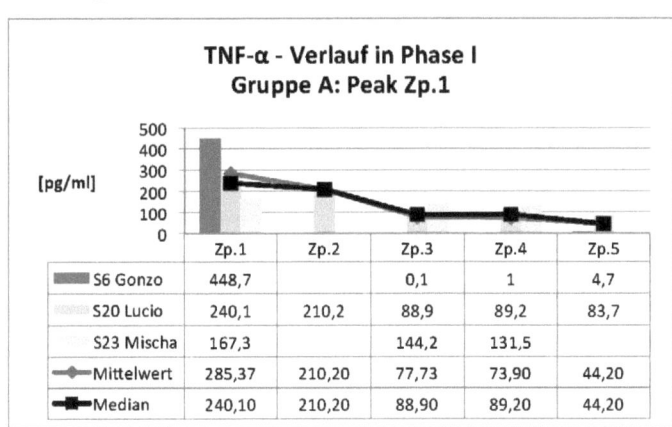

Drei Tiere zeigten das intraoperative Maximum bereits zu Beginn und reagierten mit einem kontinuierlichen Abfall der TNF-α-Konzentrationen im weiteren OP-Verlauf.

Abbildung 12 - TNF-alpha Gruppe B: Peak bei Zp.2 (n=5)

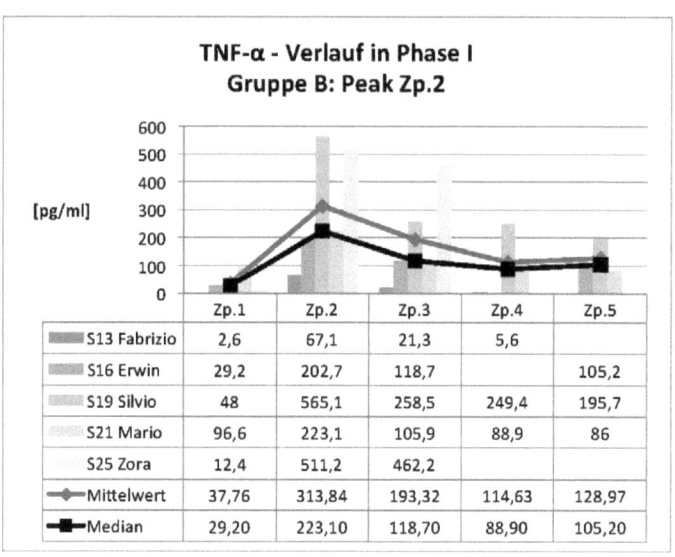

Insgesamt fünf Tiere zeigten ausgehend von relativ niedrigen Basiswerten einen im Mittel mehr als 8fachen Anstieg der TNF-α Konzentration zum Zeitpunkt 2, gefolgt von einer allgemeinen Erholung der Spiegel. Zum Ende der Operation lag die TNF-α Konzentration im Mittel auf etwa dem dreifachen Niveau des Ausgangswerts.

Abbildung 13 - TNF-alpha Gruppe C: Peak bei Zp.3/Zp.4 (n=3)

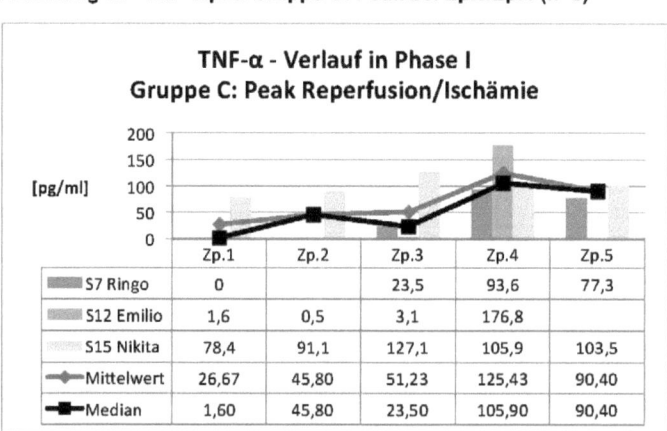

Drei Tiere zeigten im Mittel keine nennenswerte Veränderung von TNF-α in der ersten Hälfte des OP-Verlaufs, um dann bei Zp.3/Zp.4 mit einem etwa 2fachen

Anstieg zu reagieren. Zum OP-Ende hin erholten sich die Spiegel leicht, blieben jedoch deutlich über dem Ausgangsniveau.

Abbildung 14 - TNF-alpha Gruppe D: Peak bei Zp.5 (n=1)

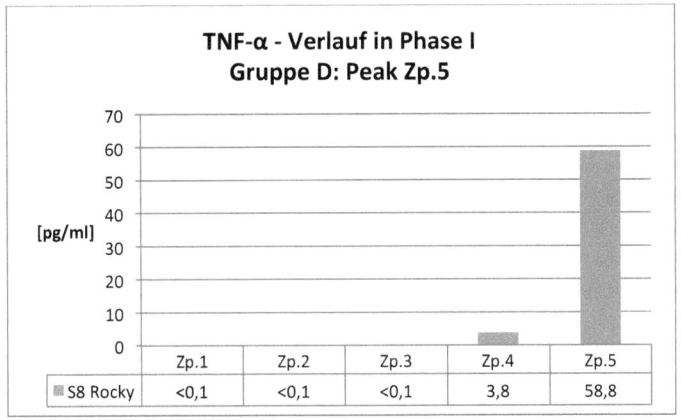

Bei einem Tier (S8 Rocky) waren während des OP-Verlaufs keine TNF-α Konzentrationen messbar (Werte <0,1), erst im Rahmen der Reperfusion (Zp.4) zeigte sich ein leichter Anstieg, gefolgt von einem Maximum während der letzten Messung zum Thoraxverschluss (Zp.5). Einen ähnlichen Verlauf zeigte S12 Emilio: extrem niedrige TNF-α Werte zu den Zeitpunkten 1-3, erst zum Zp.4 reagierte das Tier mit einem enormen Anstieg, also etwas früher als S8 Rocky. Da zum Zeitpunkt 5 bei S12 Emilio keine Blutentnahmen erfolgte, kann über den weiteren Verlauf keine Aussage getroffen werden. Die Eingruppierung erfolgte aufgrund des etwas früheren Anstiegs zum Zp.4 in Gruppe C, es wäre jedoch in Abhängigkeit des unbekannten weiteren Verlaufs von TNF-α auch ein weiterer Anstieg mit einem Spitzenspiegel bei Zp.5, also ein Synthesemuster der Gruppe D denkbar.

Abbildung 15 - TNF-alpha Gruppe E: 2 Peaks (n=3)

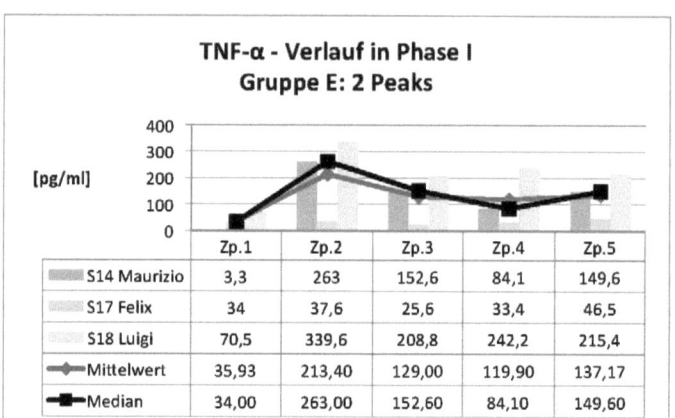

Ein biphasischer Verlauf zeigte sich bei drei Tieren: Wiederum ausgehend von relativ niedrigen Ausgangswerten reagierten sie zum ersten Mal mit einem TNF-α Anstieg zum Zp.2. Anschließend erholten sich die Spiegel während der Ischämie und Reperfusionsphase, gefolgt von einem zweiten intraoperativen Maximum zum OP-Ende. Betrachtet man im Vergleich dazu die Mittelwerte der Gruppe B (Maximum bei Zp.2), so ist auch hier ein leichter Anstieg des Mittelwerts von Zp.4 (114,63 pg/ml) auf Zp.5 (128,97 pg/ml) erkennbar. Berücksichtigt werden muss hier auch die Tatsache, dass bei drei Tieren der Gruppe B der Verlauf aufgrund fehlender Proben nicht vollständig dargestellt werden konnte. Betrachtet man jedoch die individuellen Verläufe der fünf zu Gruppe B zusammengefassten Tieren, so sind die TNF-α-Spiegel nach dem Maximum bei Zp.2 ausnahmslos und kontinuierlich rückläufig. Die Einzelverläufe der drei Tiere aus Gruppe E hingegen zeigen alle nach einer deutlichen Erholungsphase einen erneuten Anstieg.

Bei der Betrachtung der Absolutwerte der einzelnen Tiere einer Gruppe fallen zum Teil starke Unterschiede im Vergleich zu den anderen Gruppenmitgliedern auf. So reagierte etwa ein Viertel der Tiere mit enorm hohen Spitzenspiegeln. Betrachtet man Abbildung 11 (Gesamtübersicht TNF-α-Verlauf aller Tiere, n=15), so bewegen sich sowohl Mittelwert als auch Median der Spitzenspiegel bei Werten um die 200 pg/ml. Als „high responder" werden im Folgenden alle vier Tiere bezeichnet, bei denen intraoperative Spiegel >300 pg/ml gemessen wurden.

Abbildung 16 - TNF-alpha high responder mit Spitzen-Konzentrationen >300 pg/ml (n=4)

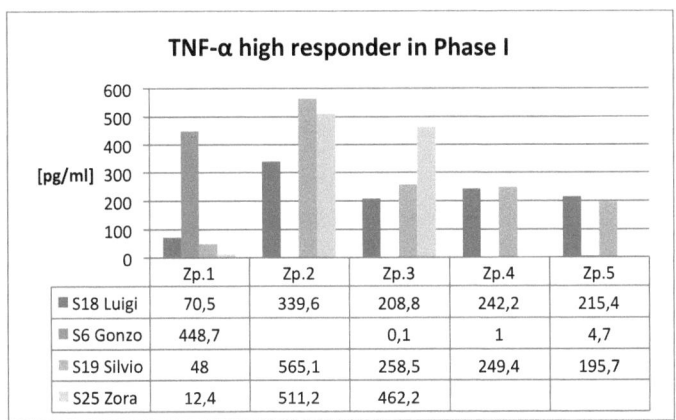

5.2.3.2 Interleukin-6

Bei sieben Tieren konnten mit dem ELISA-Testverfahren in insgesamt 24 intraoperativ entnommenen Proben IL-6 Konzentrationen nachgewiesen werden. Eine Gesamtübersicht bietet Abbildung 17.

Abbildung 17 - IL-6 Verlauf Gesamtübersicht in Phase I (n=7) mit Mittelwert und Median

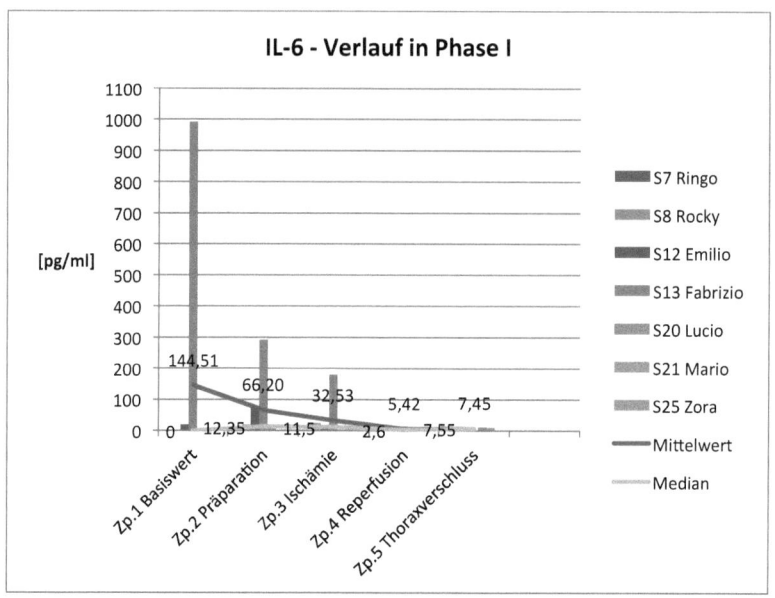

Aufgrund enormer interindividueller Unterschiede bezüglich der Konzentrationshöhen der IL-6 Antwort und einer geringeren Fallzahl (n=7) zeigen Mittelwert und Median stark divergierende Verläufe.

Der Mittelwert fällt ausgehend von seinem präoperativen Maximum zu Zeitpunkt 1 im Verlauf der OP kontinuierlich ab, um nach einem Erreichen des Minimums zu Zp. 4/Reperfusion während des Thoraxverschlusses (Zp.5) nochmals geringfügig anzusteigen.

Der Verlauf des Median hingegen zeigt einen annähernd biphasischen Verlauf auf einem viel niedrigeren Niveau: ausgehend vom Basiswert= 0 pg/ml zu Zp.1 erreicht er sein Maximum während der Präparation, um zu Zp.3 während der Infarktsimulation wieder leicht abzufallen. Nach einem intraoperativem Minimum während der Reperfusionsphase wird der zweite Peak zum OP-Ende (Zp.5) erreicht.

Auch bei der Bestimmung der IL-6 Konzentrationen können verschieden Synthesemuster voneinander abgegrenzt werden. Die Gruppeneinteilung erfolgt analog zu TNF-α in die Gruppen A-E.

Abbildung 18 - IL-6 Gruppe A: Peak bei Zp.1 (n=1)

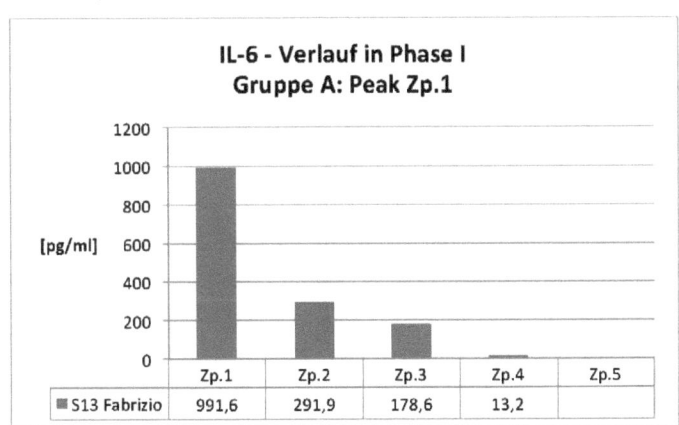

Ein Tier bot bereits bei Zeitpunkt 1, also noch vor dem Hautschnitt das Maximum seiner IL-6 Antwort, welche im weiteren Verlauf der OP kontinuierlich abfiel.

Abbildung 19 - IL-6 Gruppe B: Peak bei Zp.2 (n=2)

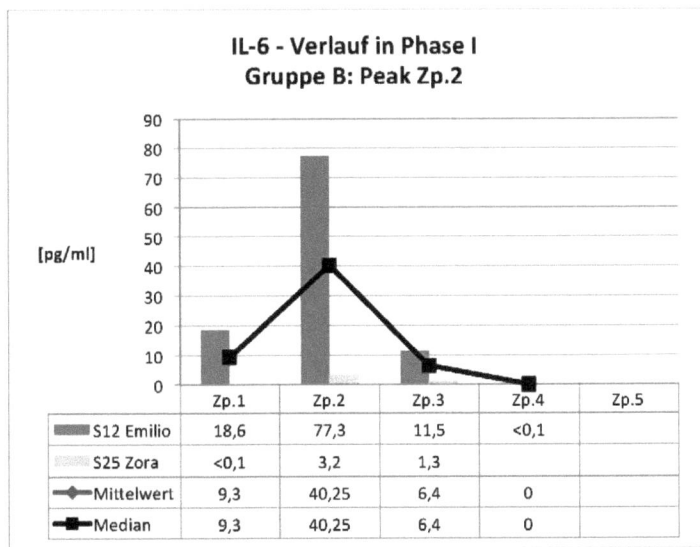

Bei zwei Tieren war ausgehend von einem niedrigen bzw. unter der Nachweisgrenze liegenden Basiswert die höchste IL-6 Konzentration während der Phase der Präparation messbar, gefolgt von einem Abfall im weiteren OP-Verlauf.

Abbildung 20 - IL-6 Gruppe C: Peak bei Zp.3/Zp.4 (n=2)

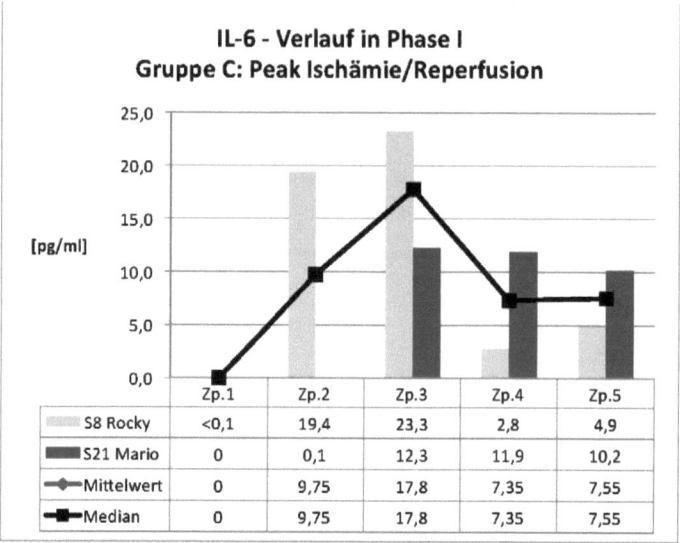

Zwei weitere Tiere, bei denen vor dem Hautschnitt zum Zeitpunkt1/Basiswert kein IL-6 nachweisbar war, reagierten -nach einem Anstieg während der Präparationsphase- mit einem intraoperativem Maximum während der Ischämiezeit. Betrachtet man Mittelwert und Median für die zweite Hälfte der OP so pendelte sich die IL 6-Konzentratione auf ein Niveau ein, welches nicht ganz der Hälfte des Spitzenwertes entsprach.

Abbildung 21 - IL-6 Gruppe D: Peak bei Zp.5 (n=1)

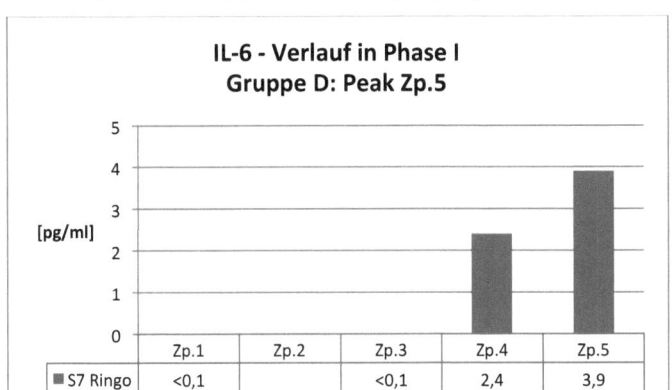

Analog zu TNF-α reagierte ein Tier erst sehr spät im OP-Verlauf - während der Reperfusionsphase - mit einem messbaren Anstieg der IL-6 Konzentration und erreichte sein Maximum während der letzten Blutentnahme, zum Zeitpunkt des Thoraxverschlusses. Da der Verlauf aufgrund einer fehlenden Probenentnahme zum Zp.2/Präparation bei diesem Tier nicht vollständig dargestellt werden konnte, wäre –in Abhängigkeit des fehlenden Wertes zu Zp.2- auch ein biphasischer Verlauf der Gruppe E denkbar: neben einem Spitzenspiegel zu Zp.5 reagierte ein Tier mit einem weiteren Anstieg bereits zu Zp.2, wie in Abbildung 22 ersichtlich wird.

Abbildung 22 - IL-6 Gruppe E: 2 Peaks (n=1)

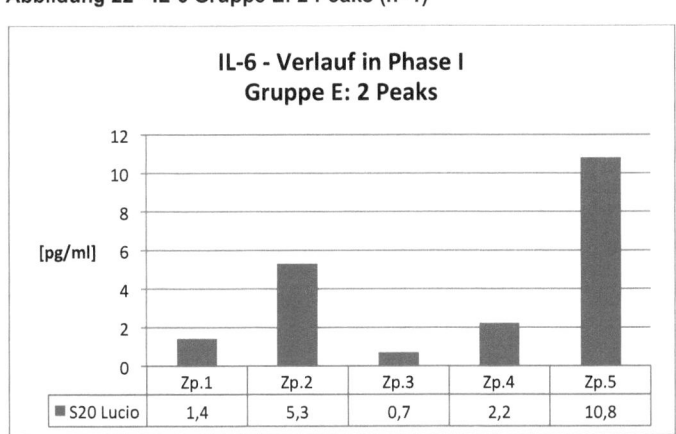

Die IL-6 Konzentrationen fast aller Tiere bewegten sich im Bereich <100 pg/ml. Lediglich ein Tier bot eine enorm hohe IL-6 Antwort (sogenannter „high responder"), mit einer Spitzenkonzentration von annähernd 1000 pg/ml.

Abbildung 23 - IL-6 high responder (n=1)

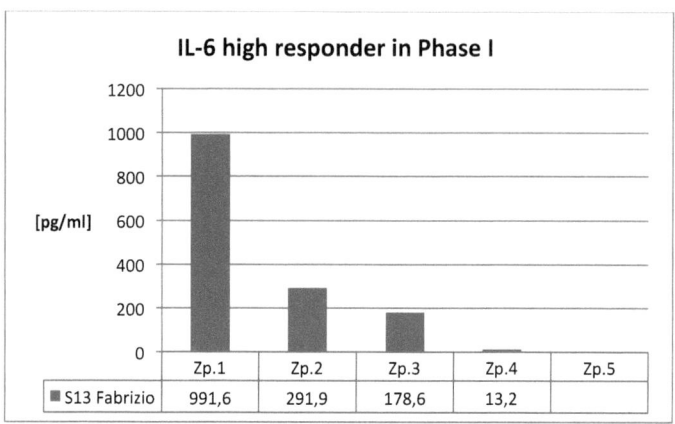

5.2.3.3 Interleukin-8

Abbildung 24 bietet, wie bei den weiter oben bereits dargestellten Zytokinen TNF-α und IL-6 (vgl. Abbildung 10 und 17), eine Gesamtübersicht der IL-8 Konzentrationen zu den Zeitpunkten 1-5 aller Tiere (n=15) und stellt Mittelwert und Median grafisch dar. Es wurden 66 Proben ausgewertet, da analog zu TNF-α bei sieben Tieren nicht alle fünf Entnahmezeitpunkte eingehalten werden konnten. In 65 der 66 untersuchten Proben war IL-8 nachweisbar.

Abbildung 24 - IL-8- Verlauf Gesamtübersicht in Phase I (n=15) mit Mittelwert und Median

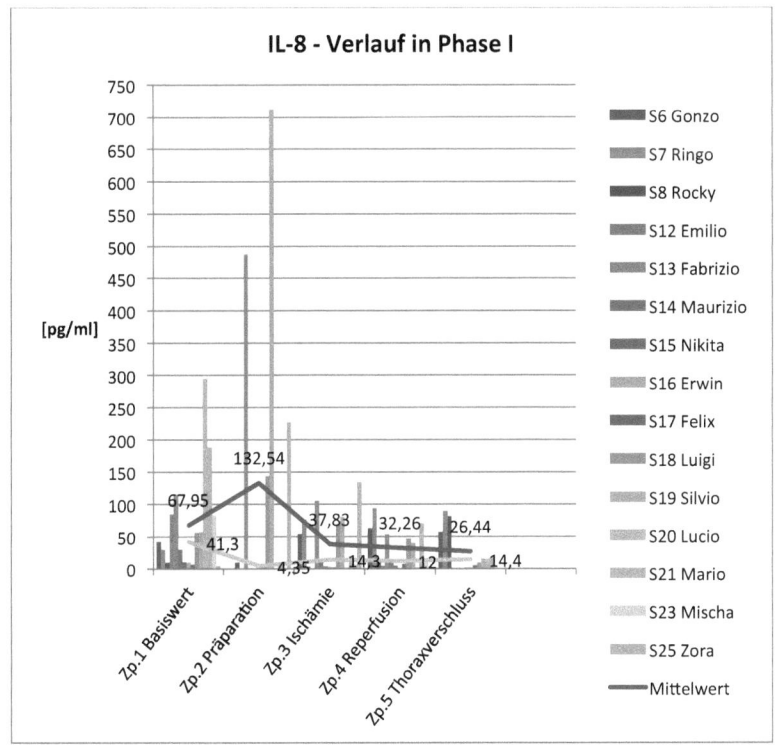

Betrachtet man den Verlauf des Mittelwerts, so ist IL-8 bereits vor dem Hautschnitt zu Zp.1/Basiswert in relativ hohen Konzentrationen nachweisbar (67,95 pg/ml), um dann während der Präparationsphase auf das ca. Doppelte anzusteigen. Nach diesem intraoperativem Maximum fällt der Mittelwert im weiteren Verlauf kontinuierlich auf Werte unter das Ausgangsniveau ab.

Der Median, robuster gegenüber sogenannten „Ausreißern" wie etwa die high responder (auf welche später noch genauer eingegangen wird), zeigt einen anderen Kurvenverlauf: ausgehend von der höchsten IL-8 Konzentration zu Zp.1 fällt er während der Präparation deutlich ab, um sich im weiteren Verlauf auf einem Niveau, welches ca. einem Viertel des Ausgangswertes entspricht, einzupendeln.

Im Folgenden werden die individuellen Synthesemuster, wiederum gegliedert in die Gruppen A-E, sowie die Gruppe der high responder dargestellt und anhand der Mittelwerte der Verlauf beschrieben.

Abbildung 25 - IL-8 Gruppe A: Peak bei Zp.1 (n=3)

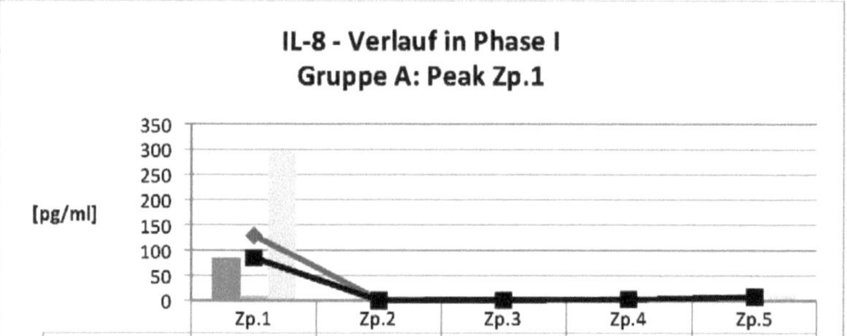

IL-8 - Verlauf in Phase I
Gruppe A: Peak Zp.1

[pg/ml]	Zp.1	Zp.2	Zp.3	Zp.4	Zp.5
S12 Emilio	84,5	0,5	0,7	4	
S16 Erwin	10	2,4	2,4		1,7
S20 Lucio	294,8	0,6	1,6	2,1	14,4
Mittelwert	129,77	1,17	1,57	3,05	8,05
Median	84,50	0,60	1,60	3,05	8,05

In Gruppe A war das IL-8 Maximum bereits bei Zp.1/Basiswert nachweisbar. Wenn auch die Höhe der Zytokinantwort der drei Tiere insgesamt sehr unterschiedlich ausfiel, so reagierten alle im weiteren Verlauf mit einem deutlichen Abfall der IL-8 Konzentrationen. Lediglich S20 Lucio zeigte gegen Ende der OP wieder leicht steigenden Werte, die Höhe des Anstiegs war –gemessen am Ausgangs- und Spitzenwert Zp.1- jedoch zu gering für eine Zuordnung zu Gruppe E mit 2 Peaks, welche einen weit deutlicheren zweiten Anstieg bot.

Abbildung 26 - IL-8 Gruppe B: Peak bei Zp.2 (n=4)

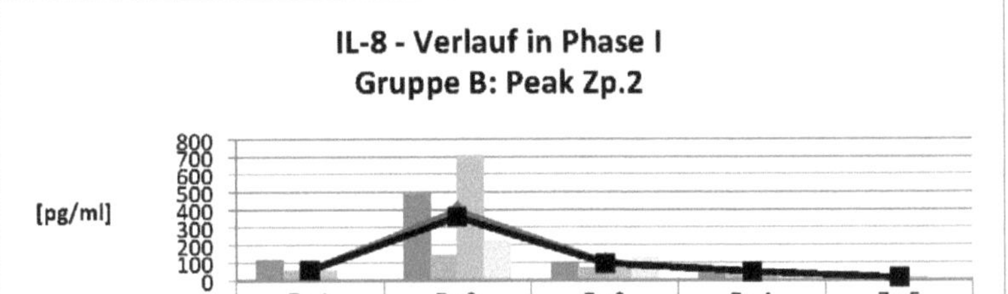

IL-8 - Verlauf in Phase I
Gruppe B: Peak Zp.2

[pg/ml]	Zp.1	Zp.2	Zp.3	Zp.4	Zp.5
S13 Fabrizio	115	486,9	105,5	52,7	
S18 Luigi	56,5	143	69,7	46,7	8,9
S19 Silvio	57,2	712	80,7	39,9	15,1
S25 Zora	4	226,8	134		
Mittelwert	58,18	392,18	97,48	46,43	12,00
Median	56,85	356,85	93,10	46,70	12,00

Vier Tiere reagierten mit einem intraoperativen Maximum während der Präparationsphase (Zp.2). Sowohl Mittelwert als auch Median beschreiben einen ca. 6-fachen Anstieg von Zp.1/Basiswert zu Zp.2, gefolgt von einer Erholung der Spiegel. Zum OP-Ende (Zp.5/Thoraxverschluss) lag die mittlere IL-8 Konzentration deutlich unter dem Ausgangswert.

Abbildung 27 - IL-8 Gruppe C: Peak Reperfusion (n=2)

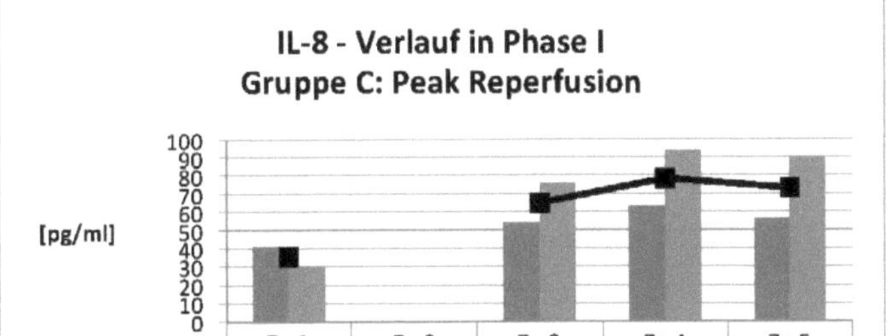

IL-8 - Verlauf in Phase I
Gruppe C: Peak Reperfusion

[pg/ml]	Zp.1	Zp.2	Zp.3	Zp.4	Zp.5
S6 Gonzo	41,3		53,8	62,7	56,5
S7 Ringo	29,8		75,9	93,8	89,5
Mittelwert	35,55		64,85	78,25	73
Median	35,55		64,85	78,25	73

Bei zwei Tieren waren wiederum bei Zeitpunkt 1 bereits IL-8 Konzentrationen nachweisbar, welche sich im weiteren OP-Verlauf steigerten (Zp.2 fehlt) und ihr Maximum während der Reperfusionsphase (Zp.4) erreichten. Nach dem Anstieg von

Median/Mittelwert auf etwa das Doppelte des Ausgangswerts bei Zp.4 zeigt sich zum OP-Ende hin ein leichter Rückgang.

Abbildung 28 - IL-8 Gruppe D: Peak bei Zp.5 (n=1)

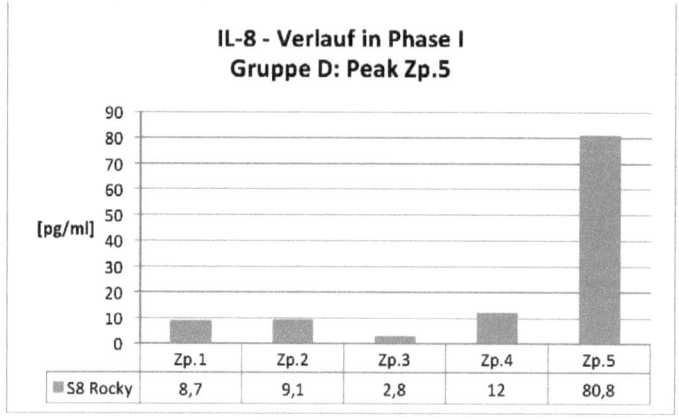

Analog zu den TNF-α- und IL-6-Verläufen reagierte genau ein Tier mit einem sehr späten intraoperativem Maximum bei Zeitpunkt 5. Wie bei TNF-α handelt es sich dabei um S8 Rocky. Bei IL-6 hingegen zeigte ein anderes Tier den für Gruppe D charakteristischen Verlauf.

Abbildung 29 - IL-8 Gruppe E: 2 Peaks (n=5)

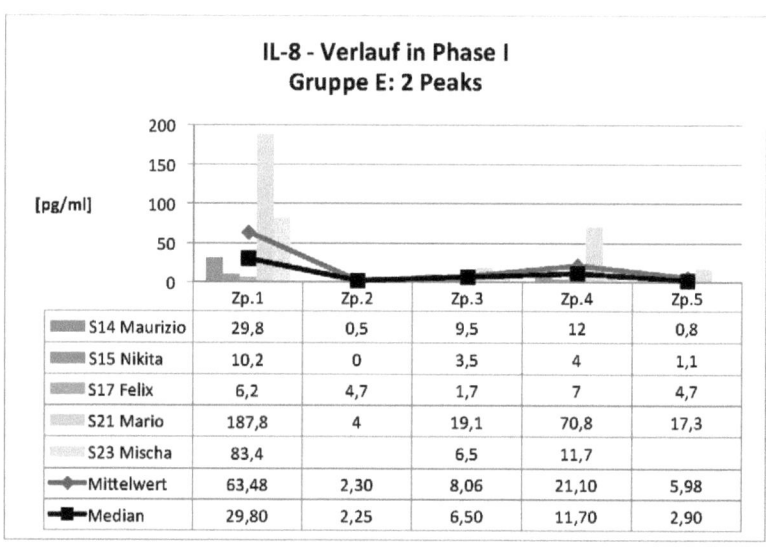

Auch das bereits bekannte Synthesemuster eines biphasischen Verlaufs zeigte sich bei der Bestimmung der IL-8 Konzentrationen. Allerdings reagierten die fünf Tiere der Gruppe E nicht wie bei der TNF-α und IL-6 Antwort der entsprechenden Gruppen mit Maxima zu Zp.2 und Zp.5, sondern bereits etwas früher mit Spitzenspiegeln während Zp.1 und Zp.4. Betrachtet man den Verlauf von Mittelwert und Median folgt auf das Maximum vor dem Hautschnitt ein zweiter Anstieg während der Reperfusionsphase, welcher zwar nicht mehr so stark ausgeprägt ist wie ersterer, jedoch in etwa 1/3 dessen erreicht.

Abbildung 30 - IL-8 high responder mit Spitzen-Konzentrationen >200 pg/ml (n=4)

IL-8 high responder in Phase I

[pg/ml]	Zp.1	Zp.2	Zp.3	Zp.4	Zp.5
S13 Fabrizio	115	486,9	105,5	52,7	
S19 Silvio	57,2	712	80,7	39,9	15,1
S20 Lucio	294,8	0,6	1,6	2,1	14,4
S25 Zora	4	226,8	134		

Vier Tiere imponierten mit Spitzenspiegeln deutlich über 200 pg/ml. Abbildung 30 fasst sie zur Gruppe der high responder zusammen.

5.2.3.4 Interleukin-10

IL-10 war bei keinem der 15 Schweine zu keinem Zeitpunkt während der Implantation mit dem hierfür verwendeten ELISA-Testsystem nachweisbar, obwohl das Testsystem für die Verwendung porciner Proben kommerziell ausgerichtet ist. Auch in keiner der während der Explantation entnommenen Proben waren mit dem weiter oben beschriebenen Verfahren IL-10-Konzentrationen messbar.

5.3 Phase II und III

Aus verschiedenen sowohl organisatorischen als auch technischen Gründen konnten nicht bei allen Tieren in den Phasen II und III Blutproben gewonnen werden. Im Folgenden werden die während Phase II für Troponin I, sowie die während der Beendigung des Versuchs durch Explantation des Herzens (Phase III) erhobenen Werte für Lactat und die Zytokine IL-6, IL-8, TNF-α und IL-10 dargestellt.

5.3.1 Troponin I

Einen Monat nach der Bypass-Anlage wurde ein Cardio-CT durchgeführt(=Phase II). Zu diesem Zeitpunkt, also etwa 30 Tage nach dem Ersteingriff, wurden bei fünf Tieren Blutproben zur erneuten Bestimmung des Troponin I-Wertes entnommen.

Abbildung 31 - Troponin I in Phase II (n=5) mit Mittelwert und Median

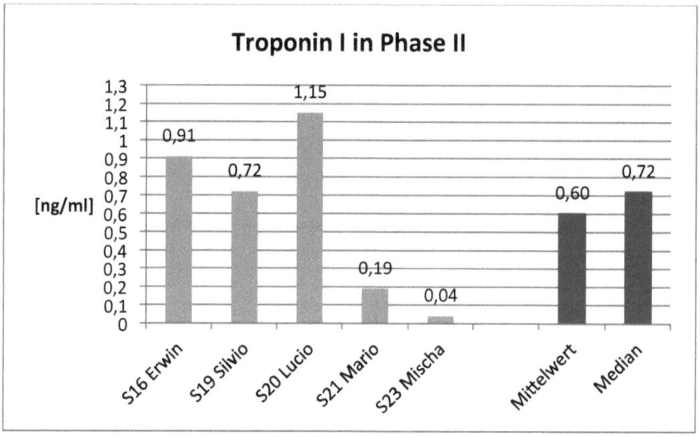

Mittelwert und Median entsprechen mit 0,6 ng/ml bzw. 0,72 ng/ml in etwa den während des Ersteingriffs zum Zeitpunkt 1 (nach Narkoseeinleitung, vor Hautschnitt) bestimmten Basiswerten (vgl. Tabelle 10: Mittelwert=0,61 ng/ml und Median=0,70 ng/ml).

5.3.2 Lactat

Bei 8 der insgesamt 10 Tiere, welche Phase I überlebten, wurden während des Zweiteingriffs (im Mittel 79,9 Tage nach Anlage des Bypass) Blutgasanalysen mit Bestimmung der Lactat-Konzentration durchgeführt.

Abbildung 32 - Lactat-Konzentrationen in Phase III (n=8) mit Mittelwert und Median

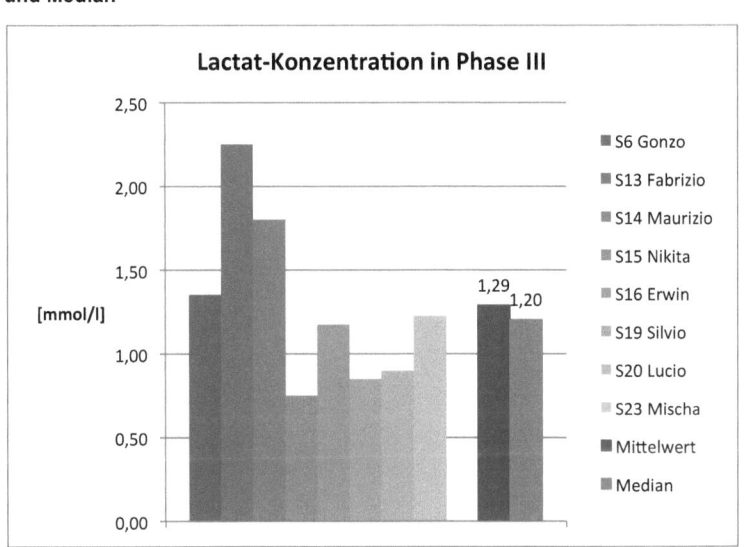

Mittelwert (1,29 mmol/l) und Median (1,20 mmol/l) entsprechen knapp 80 Tage nach der Anlage des Retrobypasses in etwa den während des Ersteingriffs zu Zeitpunkt 1/Basiswert erhobenen Werten (vgl. Tabelle 11: Mittelwert=1,33 mmol/l und Median=1,45 mmol/l).

5.3.3 Zytokine

Ebenfalls bei 8 Tieren wurden im zweiten Eingriff die Zytokinkonzentrationen erhoben. Eine Übersicht der insgesamt 17 ausgewerteten Proben mit Mittelwert und Median bietet Abbildung 33. IL-10 war – wie weiter oben bereits erwähnt – analog zu den während Phase I untersuchten Zeitpunkten in keiner der Proben nachweisbar.

Abbildung 33 - Zytokinkonzentrationen in Phase III (n=8) mit Mittelwert und Median

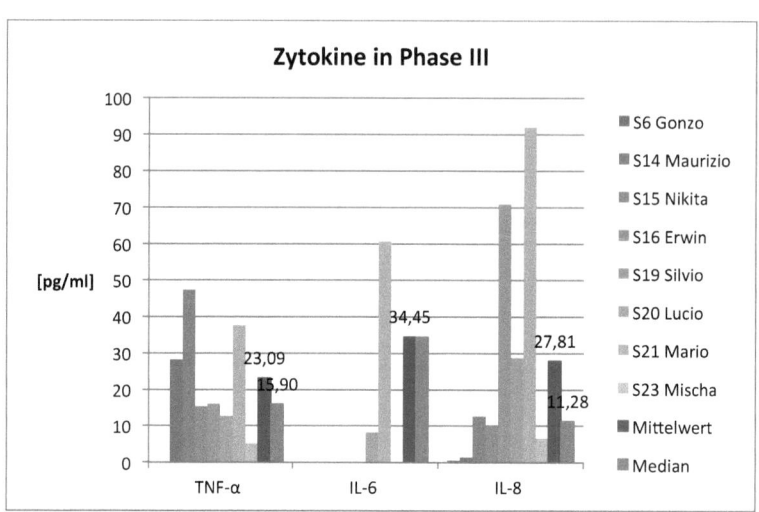

Die TNF-α-Konzentration wurde bei insgesamt 7 Tieren während der Explantation vor dem Hautschnitt bestimmt. Mittelwert=23,09 pg/ml und Median=15,90 pg/ml in Phase III liegen deutlich unter den während des Ersteingriffs (Phase I) erhobenen Werten (niedrigste Konzentrationen zu Zp.1 mit Mittelwert=82,18 pg/ml bzw. Median=34 pg/ml).

Die IL-8 Bestimmung wurde an 8 der insgesamt 10 Tieren der Gruppe der Langzeitüberlebenden vorgenommen. Der Mittelwert liegt mit 27,81 pg/ml in etwa 60% unter dem des während Ersteingriffs zu Zp.1 ermittelten Wertes (Mittelwert=67,95 pg/ml).

Die an zwei Tieren während Phase III erhobenen IL-6-Konzentrationen sind in Abbildung 33 der Vollständigkeit halber mit aufgeführt.

6 Diskussion

Die Arterialisierung kardialer Venen als alternative Methode der Myokardrevaskularisation steht bereits seit längerer Zeit im Fokus wissenschaftlicher Untersuchungen, konnte sich allerdings bisher nicht klinisch durchsetzen. Sowohl seitens der technischen Durchführbarkeit als auch der Effektivität des Verfahrens gibt es ermutigenden Ergebnisse, die bisher hauptsächlich im Tierversuch gewonnen wurden. Ziel der vorliegenden Dissertation war es, klinisch etablierte Ischämiemarker (Troponin I und Lactat) sowohl im akuten

Infarktmodell am Hausschwein (sus scrofa domestica) als auch im Langzeit-Versuch zu analysieren. Hierfür wurde Troponin I und Lactat zu definierten Zeitpunkten während der Bypass-Anlage (Phase I), einen Monat später (Troponin I, Phase II) und zum Versuchsende (Lactat, Phase III) bestimmt.

Der Schwerpunkt der Arbeit lag in der Analyse und Interpretation der Zytokine IL-6, IL-8, IL-10 und TNF-α – Teil des komplexen, nach Revaskularisierung hypoxischen Myokards einsetzenden Reperfusionsschaden – während der Anlage des Retrobypass unter simulierter, akuter Myokardischämie, sowie während des Zweiteingriffs zur Beendigung des Versuchs.

Im Folgenden wird zunächst der Verlauf der im humanmedizinischen Umfeld etablierten Ischämiemarker Troponin I und Lactat während der Bypass-Anlage diskutiert, sowie mit den Messungen 30 Tage (Troponin I) bzw. knapp 80 Tage (Lactat) nach Implantation unter dem Aspekt der Langzeiteffektivität des Retrobypass verglichen.

Anschließend werden oben genannte Zytokinverläufe während akuter Ischämie und Reperfusion durch Anlage des aortokoronarvenösen Retrobypass diskutiert.

Zum Abschluss erfolgt die Diskussion möglicher Einflussfaktoren auf die intraoperative Zytokinproduktion und Erhebung der Konzentrationen.

6.1 Verlauf der Troponin I-Konzentration

Troponin I gilt als hochspezifischer Marker für Schäden am Myokard. Darüber hinaus korreliert die Höhe des Anstiegs mit der Infarktgröße. In Phase I unserer Untersuchung lagen an dem von uns gewählten Tiermodell – junge Schweineherzen, frei von KHK – die vor dem Hautschnitt erhobenen Basiswerte für Troponin I erwartungsgemäß knapp über dem Referenzbereich, welcher beim Menschen mit <0,5 ng/ml angegeben wird. Die minimale Erhöhung kann durch den präoperativen Stress, welchem die Tiere durch Nahrungskarenz, Prämedikation und Transport in den OP ausgesetzt waren, erklärt werden. Im Verlauf des Eingriffs beobachteten wir einen stetigen Anstieg der Konzentrationen, erwartungsgemäß verursacht durch Präparation und direkter Manipulation am schlagenden Herzen während der Anlage des Retrobypass in sogenannter off-pump-Technik. Die höchsten Konzentrationen – der Mittelwert lag mit 12,92 ng/ml mehr als 6fach über dem Schwellenwert für einen akuten Infarkt, welcher mit 2,0 ng/ml angegeben wird - traten während der Reperfusionsphase auf. Somit kann zum einen davon ausgegangen werden, dass durch dreißigminütige Ligatur des RIVA ein akuter Myokardinfarkt „suffizient" simuliert werden konnte. Zum anderen könnte dieser

Peak einem beginnenden weiteren Anstieg durch das sog. „wash-out"-Phänomen durch die im ischämischen Versorgungsareal geschädigten Myozyten entsprechen. Die zum OP-Ende bestimmten Troponin I-Konzentrationen lagen minimal unter den Spitzenkonzentrationen. Die Troponine weisen im Vergleich zu anderen Markern kardialer Ischämie, wie die Creatinkinase oder das relativ unspezifische Myoglobin, eine etwas verzögerte Kinetik auf. Sowohl die höchste Sensitivität, als auch die höchste Spezifität werden erst 6-8 Stunden nach dem Ereignis erreicht. Da wir in Phase I nur das direkt intraoperative Zeitfenster analysierten, ist eine Aussage über die Effektivität des Retrobypass hinsichtlich der akuten Revaskularisation ischämischen Myokards anhand der erhobenen Troponin I-Konzentrationen nicht möglich. Der Troponin I-Verlauf während Phase I, der Implantation des Retro-Bypass demonstriert jedoch eine effektive Simulation eines akuten Myokardinfarkts mit konsekutiver Gewebsischämie.

Besonderes Augenmerk sollte in dieser Studie auf die Langzeiteffekte der Retroperfusion gerichtet werden. Obgleich zahlreiche Studien zum Retrobypass im akuten Infarktmodell existieren, mangelt es an Untersuchungen, welche die Effektivität des Retrobypass über die akute Reperfusionsphase hinaus analysieren. Um dieser Anforderung zu begegnen entnahmen wir einen Monat nach der Bypass-Anlage erneut Blut zur Bestimmung der Troponin I-Werte. Mittelwert und Median entsprachen fast genau den in Phase I vor Hautschnitt entnommen Basiswerten, also den an gesunden Herzen bestimmten Troponin I-Werten. Somit kann davon ausgegangen werden, dass durch den Retrobypass eine effektive Perfusion des RIVA-Versorgungsareals auch über die akute, intraoperative Phase hinaus gewährleistet wurde.

6.2 Verlauf der Lactat-Konzentration

Die Myozyten sind in der Lage Glucose, Lactat und Fettsäuren zur Energiegewinnung zu metabolisieren. Während Ischämie wird nach dem Aufbrauchen der gespeicherten Energiereserven (ATP und CP) mittels anaerober Glykolyse in Form von Glykogen gespeicherte Glucose zu Lactat abgebaut. Ein Lactat-Anstieg spiegelt ein Missverhältnis zwischen Energiebedarf und Energiebereitstellung dar und ist somit Zeichen einer – nicht Myokard-spezifischen – Gewebsischämie.

Die intraoperativ bestimmten Basiswerte lagen im Mittel etwas über dem für nüchterne, ungestresste Hausschweine in der Literatur angegebenen Normbereich. Es ist bekannt, dass Schweine auf Stresssituationen mit einem enormen Lactat-Anstieg reagieren (Nerbas E, 2008). Nach Prämedikation und Narkoseeinleitung sind somit leicht erhöhte Lactat-Werte zu erwarten, welche der perioperativen Stresssituation geschuldet sind. Diese Einflussfaktoren wurden jedoch für den weiteren OP-Verlauf nach Narkoseeinleitung verbunden mit der Etablierung kontrollierter Bedingungen (maschinelle Beatmung, Kontrolle und ggf. Korrektur des Volumenhaushalts durch engmaschige BGA-Entnahmen) eliminiert.

Analog zu den Troponin I-Konzentrationen ermittelten wir die höchsten Lactat-Konzentrationen während der Phase der Reperfusion. Diese Beobachtung korreliert mit der Vorstellung des „wash-out" der während Ischämie entstandenen Metabolite und Stoffwechselendprodukte im nicht perfundierten Myokard. Die zum OP-Ende bestimmten Lactat-Konzentrationen lagen deutlich unter den während der Ischämiephase erreichten Spitzenwerten.

Systemisch bestimmte Lactat-Konzentrationen sind immer das Ergebnis einer stetigen Lactat-Produktion und Elimination. Bei den Tieren handelte es sich um junge gesunde Hausschweine, so dass eine verzögerte Lactat-Elimination durch etwa eine vorbestehende Einschränkung der Leber- oder Nierenfunktion ausgeschlossen werden kann. Weitere mögliche Einflussfaktoren können durch die oben erwähnten kontrollierten Bedingungen ebenfalls ausgeschlossen werden, so dass die Schwankungen im Lactat-Verlauf die myokardiale Stoffwechsellage widerspiegeln. Darüber hinaus unterliegt Lactat einer wesentlich schnelleren Kinetik und bildet somit die Stoffwechselsituation der Myozyten – im Vergleich zu Troponin I – fast in Echtzeit ab. Vor diesem Hintergrund entspricht der Lactat-Peak während der Reperfusionsphase dem Auswaschen der während der dreißigminütigen Ischämiephase kumulierten anaeroben Stoffwechselendprodukte des Myokards. Zum Zeitpunkt des Thoraxverschluss am OP-Ende zeichnete sich ein deutlicher Abfall der Lactat-Konzentrationen ab, sodass wir davon ausgehen, dass eine effektive Perfusion des vormals ischämischen Myokards durch Freigabe des Retrobypass stattfand.

Eine effektive Myokardperfusion durch den Retrobyopass über die akute Phase hinaus vermitteln auch die in Phase III, also während des Zweiteingriffs erhobenen Lactat-Werte. Mittelwert und Median liegen sogar knapp unterhalb der Basiswerte in Phase I. Auch hier waren die Tiere dem präoperativen Stress durch OP-Vorbereitung und Prämedikation ausgesetzt, was analog zu Phase I die Erhöhung im Vergleich zum Normbereich in der Literatur erklärt. Dass die Lactat-Werte unter vergleichbaren Bedingungen den von an jungen, nicht-ischämischen Herzen bestimmten Konzentrationen entsprechen, werten wir als Hinweis für die Langzeiteffektivität des Retrobypass.

6.3 Verlauf der Zytokinkonzentrationen

Im Folgenden werden die Zytokinverläufe ausgehend von den Mittelwerten bzw. Median diskutiert sowie auf die unter 5.2.3 vorgenommene Gruppierung in verschiedene Synthesemuster näher eingegangen.

6.3.1 TNF-α

Die biologisch aktive Form des aus 232 Aminosäuren bestehenden Zytokins liegt als Homotrimer vor. Produziert wird TNF-α durch verschiedene Zellen wie aktivierte Makrophagen, natürliche Killerzellen, Keratinozyten, Endothelzellen und Mastzellen.

TNF-α ist einer der wichtigsten Mediatoren einer Entzündungsreaktion und wird perioperativ als eines der ersten Zytokine ausgeschüttet. Die früher gebräuchliche Bezeichnung „Kachektin" verdeutlicht die Effekte, die das Zytokin bei überschießender Produktion auf den Gesamtorganismus ausübt: Kachexie, Fieber, Hypotension, Aktivierung des Immunsystems bis hin zu septischen Verläufen.

TNF-α kann sowohl durch Zellen des Immunsystems als auch durch die Parenchymzellen vieler Organe, unter anderem des Myokards, gebildet werden. Der Name des Proteins leitet sich von seiner Fähigkeit ab, im Tierexperiment Tumorzellen zu nekrotisieren. TNF-α wird nur im insuffizienten Myokard gebildet, seine beiden Rezeptoren TNF-RI und TNF-RII jedoch kommen sowohl im gesunden als auch im insuffizienten Myokard vor (Torre-Amione G et al., 1996). Über TNF-RI und TNF-RII wird eine komplexe intrazelluläre Signalkaskade aktiviert, resultierend in einer veränderten Gentranskription mit anschließender Zytokinbildung. Daneben werden proliferationsfördernde, apoptotische aber auch antiapoptotische Effekte vermittelt. Neben systemischen Wirkungen wie Fieber, Kachexie, Aktivierung des Immunsystems und Infektabwehr verursacht TNF-α auch eine Reihe von Veränderungen am Myokard. Im Tierversuch wurde eine kardiodepressive Wirkung nach i.v.-Gabe beobachtet und transgene Mäuse mit einer herzspezifischen TNF-α-Überexpression entwickelten eine kardiale Hypertrophie, dilatative Kardiomyopathie bzw. eine letale Myokarditis. In Abhängigkeit von der Höhe der TNF-α-Konzentration wird eine kardiodepressive Wirkung über Aktivierung der neutralen Sphingomyelinase, direkte Minderung der Kontraktilität durch Verminderung der zytosolischen Ca^{2+}-Konzentration oder eine Induktion der Ca^{2+}-unabhängigen NO-Synthase diskutiert. Es gibt aber auch Hinweise auf eine NO-unabhängige Kardiodepression durch TNF-α. Daneben stimuliert TNF-α die myokardiale Zytokinproduktion (IL-6), resultierend in einer synergistischen Wirkung (Rauchhaus M, Müller-Werdan U, 2001) (Nian M et al., 2004).

In einer Studie an isolierten Tierherzen konnte außerdem gezeigt werden, dass durch Ischämie und Reperfusion freigesetztes TNF-α über Aktivierung von NF-κB eine verstärkte Expression des interzellulären Adhäsionsmolekül ICAM-1 verursacht, gefolgt von einer gesteigerten Adhäsion von polymorphnukleären Neutrophilen an kleinen koronaren Venolen (Kupatt Ch et al., 1999). Die Akkumulation von Neutrophilen Granulozyten wiederum führt zu Endothelschädigung, mikrovaskulären Obstruktionen sowie direkter Schädigung des Myokards durch Freisetzung von proteolytischen Enzymen, reaktiven Sauerstoffradikalen und anderen toxischen Substanzen.

Es gibt aber auch Hinweise auf durch TNF-α vermittelte kardioprotektive Effekte: Knock-out Mäuse ohne TNF-RI und TNF-RII Rezeptor entwickelten nach Ligatur der linken Koronararterie einen signifikant größeren Myokardinfarkt im Vergleich zu den genetisch unveränderten Mäusen der Kontrollgruppe. In der gleichen Studie konnte außerdem gezeigt werden, dass TNF-α die myokardiale Apoptose nach akuter Ischämie verhindern oder zumindest verzögern kann (Kurrelmeyer KM et al., 2000). Man nimmt an, dass die zytoprotektiven Effekte ebenfalls über Aktivierung des Transkriptionsfaktors NF-κB und Stress-aktivierter Protein-Kinasen vermittelt werden (Nian M et al., 2004). Eine Pleiotropie der kardialen Wirkungen von TNF-α wird durch weitere experimentielle Daten belegt, welche eine protektive Wirkung gegenüber Arrhythmien nahelegen (Rauchhaus M, Müller-Werdan U, 2001).

Betrachtet man Mittelwert und Median aller intraoperativ erhobener TNF-α-Konzentrationen, so zeigt sich ein monophasischer Verlauf mit dem intraoperativen Maximum während der Präparation. Dies korreliert gut mit der Vorstellung, dass die Tiere auf das chirurgische Trauma der von uns gewählten medianen Sternotomie als Zugangsweg mit einem enormen Anstieg reagierten. Darüber hinaus zeigte die größte Einzelgruppe B mit n=5 Tieren das intraoperative Maximum während der Präparationsphase. Weitere drei Tiere, bei welchen ein biphasischer Verlauf beobachtet werden konnte (Gruppe E), reagierten ebenfalls mit einem Peak während der Präparationsphase. Aus diesem Grund wird das chirurgische Trauma als möglicher Einflussfaktor auf die Zytokinproduktion unter 6.4.2 separat diskutiert. Der weitere Verlauf von Mittelwert/Median der Gesamtgruppe unterliegt keinen größeren Schwankungen. Während Ischämie und Reperfusion des Myokards waren keine nennenswerten Veränderungen nachweisbar. Lediglich die Tiere der Gruppe C (n=3) reagierten während der Reperfusionsphase mit intraoperativen Spitzenspiegeln und somit analog der Theorie eines „wash outs" der während der Ischämiephase im nicht perfundierten Myokard freigesetzten Zytokine.

Unsere Beobachtungen korrelieren teilweise mit den Ergebnissen von Lahal et al., welche perioperativ die TNF-α-Konzentrationen an Patienten, die sich einer ACB-OP unterzogen, erhoben (Lahat N et al., 1992). Direkt nach Narkoseeinleitung detektieren die Autoren bereits einen ersten TNF-α-Peak. Die Autoren vermuteten eine Beeinflussung der TNF-α-Antwort durch vorbestehenden Stress. Dies könnte eine mögliche Erklärung für die in unserer Studie ebenfalls beobachteten erhöhten Basiswerte sein. Ein weiterer potentieller Einflussfaktor auf die Immunantwort, die Anwendung von Anästhetika und weiterer im Rahmen der Narkoseeinleitung verwendeter Medikamente wird unter 6.4.1 separat diskutiert. Der weitere Verlauf steht jedoch nicht im Einklang mit unseren Ergebnissen bzw. ist aufgrund der von uns gewählten off-pump-Technik anstelle EKZ nur bedingt vergleichbar: während die Patienten auf die Sternotomie nicht mit einem Anstieg zu reagieren schienen war ein erneuter TNF-α-Anstieg erst 30 min. nach dem Ende der EKZ nachweisbar. Dies könnte als Reaktion auf die während der EKZ stattfindenden Myokardischämie zu werten sein, analog zu dem in Gruppe C beobachteten TNF-α-Peak während der Reperfusion, also ebenfalls 30 min. nach Ischämie.

Auffallend ist, dass TNF-α nach dem Peak während der Präparationsphase als Ausdruck des chirurgischen Traumas im weiteren OP-Verlauf beinahe kontinuierlich abfiel und bei Thoraxverschluss wiederum annähernd das Niveau der Ausgangswerte erreichte. TNF-α unterliegt von allen im Rahmen dieser Studie analysierten Zytokinen der schnellsten Kinetik. Unter Umständen waren die Entnahmeintervalle zu groß gewählt, um den erwarteten, sofortigen Effekt der Ischämiephase auf die Zytokinantwort bei allen Tieren abbilden zu können. Die nach initialem Peak abfallende Kurve zeigt jedoch, dass die Anlage des Retrobypass keinen weiteren gravierenden, proinflammatorischen Stimulus darstellte, welcher sich als erneuter Anstieg während der folgenden Entnahmezeitpunkte hätte manifestieren müssen. Daraus leiten wir ab, dass nach der Freigabe des Retrobypass kein weiterer Myokardschaden stattfand und werten dies als indirekten Hinweis auf eine suffiziente Myokardperfusion durch selbigen.

Zusammenfassend kann man festhalten, dass Anlage und Freigabe des Retrobypass kein proinflammatorisches Korrelat in der TNF-α-Analyse verursachte, was wir als Ergebnis einer adäquaten Myokardperfusion interpretieren.

Die von uns untersuchten Tiere zeigten jedoch sehr inhomogene Verläufe mit einer starken interindividuellen Varianz, sowohl bezüglich des zeitlichen Verlaufs ihrer TNF-α-Antwort, als auch der Höhe dieser. Dies wirft die Frage nach potentiellen Einflussfaktoren auf, welche unter Umständen nicht, oder nur unzureichend berücksichtigt wurden. Unter dem Gliederungspunkt 6.4 wird auf ebendiese ausführlich eingegangen.

6.3.2 Interleukin-6

Bei Interleukin-6 handelt es sich um ein aus 184 Aminosäuren bestehendes Protein mit einem Molekulargewicht von 26 kDa. Zahlreiche existierende Synonyme spiegeln seine vielfältigen Wirkungen wider: BCSF (B-cell stimulatory factor), HSF (hepatocyte stimulatory factor), BSF-2 (B-cell stimulating factor 2) oder CDF (cytolytic differentiation factor for T-lymphocytes). Neben Effekten auf Hämatopoese sowie Wachstum und Differenzierung von Zellen des Immunsystems ist IL-6 an der Initiierung und Aufrechterhaltung inflammatorischer Prozesse im Organismus beteiligt. Die Konzentrationen dieses proinflammatorischen Zytokins liegen bei gesunden Patienten meist unterhalb der Nachweisgrenze und steigen bei inflammatorischen Reaktionen an. Dazu zählen neben Syndromen wie SIRS, Sepsis und ARDS auch der akute Myokardinfarkt sowie die extrakorporale Zirkulation und die Reperfusion ischämischen Myokards im Rahmen von ACB-Operationen (Nian M et al., 2004) (Wan S et al., 1997).

IL-6 und auch IL-1 können deletäre Effekte auf das Myokard ausüben. Im Tierversuch wurde die kardiodepressive Wirkung sowohl von IL-1 als auch von IL-6 bereits mehrfach beschrieben. Die subkutane Applikation von IL-6 führte zu einer Dosis-abhängigen Dilatation von Rattenherzen, einer Verminderung des enddiastolischen Drucks sowie einer reduzierten Kontraktilität (Janssen SP et al., 2005). Die negativ inotrope Wirkung von IL-1 und IL-6 wurde sowohl an isolierten Herzmuskelfasern der Ratte als auch des Menschen eingehend untersucht (Doll M et al., 2002) (Kochsiek N et al., 2004).

So wurden 10 Patienten, die sich einer Klappen-oder Bypassoperation unterziehen mussten, Muskelfaserpräparate aus dem Herzohr entnommen und das Kontraktionsverhalten sowie der intrazelluläre Ca^{2+}-Transient der Kardiomyozyten unter Applikation von IL-1β und IL-6 in steigender Dosierung untersucht: unter beiden Zytokinen kam es zu einer dosisabhängigen Abnahme der Kontraktionsamplitude sowie einer Reduktion des intrazellulären Calciumtransienten bei ansteigenden Zytokin-Konzentrationen. Die Effekte waren bei IL-6 durch Auswaschen reversibel, bei IL-1 hingegen irreversibel. Als Ursache des veränderten Kontraktionsverhaltens durch IL-1 und IL-6 kommen eine verminderte Ca^{2+} - Sensitivität, eine Störung der intrazellulären Ca^{2+}-Homöostase, eine verminderte ATP-Produktion sowie eine gesteigerte NO-Produktion in Frage. Es ist bekannt, dass durch die Ca^{2+}-abhängige NO-Synthase (NOS) produzierte NO die

Kontraktilität reguliert und dass die Ca^{2+}-unabhängige NO-Synthase (iNOS) durch Endotoxine, IL-1 und TNFα produziert werden kann. NO aktiviert die lösliche Guanylatcyclase, welche wiederum cGMP produziert. In verschiedenen Tierversuchen wurde nach Applikation von IL-1 ein NO und cGMP-Anstieg gemessen, gefolgt von einer Verminderung der Kontraktilität sowie der spontanen Schlagfrequenz der Myozyten (Kochsiek N et al., 2004).

Für die negativ inotrope Wirkung von IL-6 werden ebenfalls verschiedene Mechanismen diskutiert. Eine Beteiligung der Ca^{2+}-abhängigen NO-Synthase, eine Downregulation der Aktivität der sarkoplasmatischen Ca^{2+}-ATPase (SERCA2) und eine verminderte Expression kontraktiler Proteine konnten in Myozytenkulturen beobachtet werden (Janssen SP et al., 2005). IL-6 scheint jedoch auch entscheidend für die Wundheilung zu sein: IL-6 defiziente transgene Mäuse zeigten eine im Vergleich zur Kontrollgruppe signifikant verzögerte kutane Wundheilung (Gallucci RM et al., 2000). Ebenso führte eine Therapie mit Anti-IL-1β Antikörpern im Infarktmodell an der Maus zu einer verzögerten Wundheilung (Hwang MW et al., 2001).

IL-6 und IL-1β scheinen also, ähnlich wie TNF-α, nicht nur negative Effekte auf das ischämische/reperfundierte Myokard im Rahmen der akuten inflammatorischen Antwort zu haben, sondern eine weitaus komplexere Rolle in der Regulation von Apoptose und Heilung zu spielen (Frangogiannis NG et al., 2002).

Die von uns erhobenen IL-6-Verläufe waren von einer sehr hohen Varianz geprägt. Diese interindividuellen Unterschiede werden auch in dem stark divergierenden Verlauf von Mittelwert und Median widergespiegelt, so dass eine Einzelfalldiskussion der sieben ausgewerteten Tiere sinnvoll scheint.

Während der Mittelwert nach seinem Maximum bereits vor dem Hautschnitt im weiteren OP-Verlauf annähernd kontinuierlich abfällt, zeigt der Median einen biphasischen Verlauf mit einem Maximum während der Präparationsphase, gefolgt von einer Erholung während Ischämie/Reperfusion, um dann zum OP-Ende erneut anzusteigen.

Da insgesamt weniger Tiere (n=7) analysiert wurden, ist der starke Unterschied zwischen Mittelwert und Median des Basiswertes durch ein Tier, welches im Sinne eines „high responder" reagierte (Gruppe A, n=1) zurückzuführen. Bereits zu Beginn der Operation wurde die höchste im Rahmen unserer Untersuchung überhaupt gemessene Konzentration erhoben (991,6 pg/ml), was den Verdacht auf eine eventuell vorbestehende Infektion als Ursache dieser enormen proinflammatorischen Reaktion bereits vor OP-Beginn nahelegt.

Bei zwei Tieren beobachteten wir einen IL-6-Peak in der Phase der Präparation (Gruppe B), eventuell eine Reaktion auf das chirurgische Trauma der medianen Sternotomie. Diese These wird durch weitere Studien gestützt, welche ebenfalls die IL-6-Reaktion hauptsächlich als Antwort auf das chirurgische Trauma interpretieren (Wan S, Yim AP, 1999), (Lahat N et al., 1992). Bemerkenswert ist, dass beide Tiere in der frühen postoperativen Phase verstarben (erster bzw. zweiter postoperativer Tag). Ein weiteres Tier, welches bereits intraoperativ mit einer schlechten Pumpfunktion imponierte und direkt postoperativ verstarb, reagierte erst zum OP-Ende mit steigenden IL-6-Spiegeln (Gruppe D). Hier ist anzumerken, dass der Verlauf aufgrund einer fehlenden Probe nicht vollständig darstellbar ist und über die Reaktion des Tieres während der Präparationsphase keine Aussage getroffen werden kann. Ein biphasischer Verlauf mit Peaks während der Präparation und am OP-Ende war bei einem Tier darstellbar (Gruppe E). Die höchsten Konzentrationen waren hier während des Thoraxverschluss messbar. Dieses Tier entwickelte postoperativ jedoch keine Komplikationen und zählte zur Gruppe der Langzeitüberlebenden.

IL-6 ist seit langem in der Sepsis-Therapie als prognostischer Marker etabliert. IL-6-Konzentrationen in septischen Patienten korrelieren mit der Schwere des Verlaufs und dem klinischen Outcome. Hack et al. stellten bereits 1989 in einer Studie an septischen Patienten einen signifikanten Zusammenhang zwischen Herzfrequenz, sowie mittleren arteriellen Druck (MAP) und den IL-6-Verläufen her. Die höchsten Konzentrationen wurden bei Patienten im septischen Schock als Maximalvariante des Krankheitsbilds gemessen (Hack CE et al., 1989).

Aus der Korrelation der IL-6-Konzentration mit der Hämodynamik folgt, dass steigende Spiegel als Ausdruck einer gestörten Makro- oder Mikrozirkulation zu werten sind.

Hätte sich ein weiterer Myokardschaden durch insuffiziente Perfusion ausgebildet, so wäre ein weiterer IL-6-Peak zu erwarten gewesen. Der Großteil der Tiere (Gruppe A,B,C) reagierte jedoch nach einem frühen Peak als Antwort auf das chirurgische Trauma mit zum OP-Ende hin fallenden IL-6-Spiegeln. Daraus folgern wir, dass bei diesen Tieren eine suffiziente Versorgung des Myokards durch den Retrobypass gewährleistet wurde.

Insgesamt beobachteten wir eine stark ausgeprägte Inhomogenität bezüglich der absoluten Höhe der IL-6-Reaktionen. Auch die Aufgliederung in verschiedene Synthesemuster wird dieser Varianz nur teilweise gerecht. Neben den bereits weiter oben geäußerten, potentiellen Einflussfaktoren wie etwa dem Sternotomie-Effekt, stellt sich die Frage nach einem weiteren, eventuell primär unabhängig von den extrinsischen Faktoren (Ausmaß des chirurgischen Traumas, perioperativer Stress, Narkoseeinleitung) Einflussfaktor.

6.3.3 Interleukin-8

Synonym zu Interleukin-8 findet sich in der Literatur die Bezeichnung NAP-1 (neutrophil activating peptid-1), was die Hauptwirkung dieses nicht glykosilierten Polypeptids mit einem Molekulargewicht von 8-10kDa charakterisiert: IL-8 ist in der Lage spezifische neutrophile Granulozyten zu stimulieren, weshalb es auch den Chemokinen zugerechnet wird.

IL-8 wird – ähnlich wie IL-6 - direkt im reperfundierten oder akut infarzierten Myokard freigesetzt. Es gibt Hinweise darauf, dass es sich bei der Quelle der unter Hypoxie als Stimulus freigesetzten Zytokine um das Gefäßendothel handelt (Neumann FJ et al., 1995).

Durch Veränderung der Oberflächenrezeptoren an Neutrophilen Granulozyten bewirkt IL-8 eine Aktivierung sowie Extravasation dieser. Via Chemotaxis ins geschädigte Myokard gelockt, wird der Reperfusionsschaden durch Degranulation und oxidativem Burst der Neutrophilen aggraviert. Untermauert wird diese Beobachtung durch eine Verminderung des Myokardschadens an Kaninchen, welchen anti-IL8-Antikörper verabreicht wurden. An Patienten, welche sich einer kardialen Bypass-Operation unterziehen mussten, konnten eine starke Korrelation zwischen der IL-8-Produktion und den postoperativ gemessenen Troponin I-Spiegeln nachgewiesen werden (Neumann FJ et al., 1995) (Wan S, Yim AP, 1999). Des Weiteren scheinen sowohl die IL-6- als auch die IL-8-Spiegel nicht nur mit der Dauer der Ischämie, sondern auch mit dem Ausmaß des Myokardschadens zu korrelieren, vergleichbar mit dem Isoenzym CK-MB (Wan S et al., 1997).

Der Verlauf der von uns ermittelten Mittelwerte entspricht in etwa dem von TNF-α: nach dem intraoperativem Maximum während der Präparationsphase fielen die IL-8-Spiegel annähernd kontinuierlich zum OP-Ende hin ab. Der Median fiel nach einem Maximum bei OP-Beginn auf ein intraoperatives Minimum während der Reperfusionsphase. Am OP-Ende, während des Thoraxverschluss war ein geringfügiger Anstieg zu beobachten.

Wie bereits in der Diskussion von TNF-α und IL-6 angedeutet, wird die Betrachtung von Mittelwert bzw. Median allein den wiederum stark divergierenden Synthesemustern der Individuen nicht gerecht.

Auffallend ist die Beobachtung, dass sich bei einem Großteil der von uns ausgewerteten Tiere bereits zu Beginn der Operation relativ hohe IL-8 Ausgangswerte fanden. Insgesamt acht Tiere boten bei Entnahme der Basiswerte ihr Maximum (Gruppe A, n=3) bzw. einen von zwei intraoperativen Peaks (Gruppe E, n=5). Bei drei weiteren Tieren ermittelten wir die intraoperativen Spitzenwerte während der Präparation, was einem bereits bei TNF-α und IL-6 beobachteten Muster entspricht und die Vermutung nahelegt, dass es sich dabei um die inflammatorische Antwort auf das Trauma der medianen Sternotomie handeln könnte.

Sieben Tiere reagierten in der Reperfusionsphase mit einem IL-8-Anstieg (Gruppe C, n=2 und Gruppe E, n=5). In beiden Gruppen imponieren wiederum stark erhöhte Basiswerte. Bei den fünf Tieren der Gruppe E (biphasischer Verlauf) sind die Basiswerte absolut betrachtet sogar höher als der Anstieg in der Reperfusionsphase.

In der Literatur finden sich Hinweise darauf, dass IL-8 eine Stunde nach Reperfusion gebildet wird und bis zu 24 Stunden nach Myokardischämie erhöhte Spiegel nachweisbar sind (Frangogiannis NG et al., 2002). Die letzte Blutentnahme erfolgte während des Thoraxverschluss, welcher im Mittel mehr als eineinhalb Stunden nach der Ischiephase durchgeführt wurde. Geht man von einem potentiellen Versagen des Retrobypass und somit einem fulminanten und progredienten Myokardschaden aus, so würde man einen Anstieg der IL-8-Konzentrationen nach mehr als eineinhalb Stunden Reperfusionsphase erwarten. Wenn auch das Maximum dieser Antwort mit dem in unserer Studie gewählten Zeitfenster nicht mehr zu erfassen wäre, so würde sich doch der Beginn dieser Zytokinantwort in Form ansteigender Spiegel abbilden.

Da die gemittelten IL-8-Spiegel zum OP-Ende jedoch rückläufig waren und sogar auf ein Niveau unter das der Ausgangswerte abfielen, werten wir dies als indirekten Hinweis auf eine suffiziente Myokardperfusion.

Zwei Tiere boten während der Reperfusionsphase Kammerflimmern, welches durch direkte Defibrillation erfolgreich terminiert werden konnte. Dieses „klinische Ereignis" als schwerwiegende Komplikation wurde jedoch nicht in einem Zytokinanstieg abgebildet. Auf die mögliche Beeinflussung der Zytokinreaktionen durch genetischen Polymorphismus wird unter 6.4.3 näher eingegangen.

6.3.4 Interleukin-10

Im Gegensatz zu IL-6 und IL-8 handelt es sich bei Interleukin-10 um ein Zytokin mit antiinflammatorischen Eigenschaften. Das 19kDa schwere Polypeptid wurde primär als „cytokines synthesis inhibitory factor (CSIF)" beschrieben, da es sowohl direkt die Synthese inflammatorischer Zytokine hemmt, als auch unter anderem stimulierend auf Wachstum und Differenzierung von B-Lymphozyten und natürlichen Killerzellen wirkt.

Eine weitere Verminderung inflammatorischer Prozesse bewirkt IL-10 über die Freisetzung von IL-1-Rezeptor-Antagonisten und löslichen TNF-RI und TNF-RII Rezeptoren (Wan S et al., 1997). Im Tierversuch konnte gezeigt werden, dass am ischämischen Kaninchenmyokard die IL-10 Expression durch Reperfusion getriggert werden kann und dass in das ischämische Areal eingewanderte CD5-positive Lymphozyten die Hauptquelle des antiinflammatorischen Zytokins sind (Frangogiannis NG et al., 2000).

In einer Studie von Harig et al. an Patienten, die sich einer ACB-OP unterzogen, wurde eine positive Korrelation zwischen CPB-Dauer sowie Ischämiezeit und postoperativen IL-10 Spiegeln aufgezeigt (Harig F et al., 1999a) (Harig F et al., 2001). Dies deutet auf eine Gegenregulation auf die mit zunehmender Dauer der EKZ fortschreitende Aktivierung humoraler (z.B. Komplement) und zellulärer Immunkomplexe hin.

Neben den direkt antiinflammatorischen Eigenschaften beeinflusst IL-10 aber auch den Heilungsprozess und das myokardiale Remodelling.
Die Applikation von rekombinantem IL-10 nach einem induzierten Myokardinfarkt am Mausmodell erbrachte eine signifikante Verbesserung der linksventrikulären Funktion. IL-10 verursachte eine Suppression der inflammatorischen Antwort durch Verminderung der Infiltration von Entzündungszellen, sowie einer reduzierten Expression profinflammatorischer Zytokine. Auch konnte die Infarktgröße durch Gabe von IL-10 gegenüber der Kontrollgruppe vermindert werden. Durch eine Erhöhung der Kapillardichte im infarzierten Myokard und einer verminderten Fibrosierung beeinflusste IL-10 positiv das Remodelling (Krishnamurthy P et al., 2009).

In einer weiteren Studie an Mäusen reagierten IL-10 defiziente Tiere auf myokardiale Ischämie mit einer gesteigerten inflammatorischen Antwort. Die TNFα-

Spiegel waren gegenüber den Wildtyp-Mäusen erhöht. Auch zeigten sich ein größeres Infarktareal und eine gesteigerte myokardiale Nekrose im Vergleich zur Kontrollgruppe. Alle Wildtyp-Mäuse überlebten die Reperfusionsphase, wohingegen bei den IL-10 defizienten Mäusen eine Mortalität von 75% beobachtet wurde. Die Autoren folgerten daraus, dass endogen produziertes IL-10 durch direkte Hemmung der TNFα und NO Produktion eine protektive Rolle für das ischämische und reperfundierte Myokard haben muss (Yang Z et al., 2000).

In unserer Studie konnte IL-10 weder in den während der Implantation, noch während der Explantation entnommenen Proben nachgewiesen werden. Mögliche Ursache hierfür könnte eine zu geringe Sensitivität des verwendeten ELISA-Testsystems sein. Die minimum detectable dose (MDD) wird vom Hersteller mit 1,8-5,5 pg/ml angegeben, die mittlere MDD beträgt 3,5 pg/ml.

Betrachtet man weitere Studien zum perioperativen IL-10 Verlauf während/nach kardialer Ischämie, zeigt sich, dass IL-10 im Vergleich zu den meisten anderen im Rahmen der Reperfusion untersuchten Zytokine eine stark verzögerte Kinetik aufweist. McBride et al. untersuchten verschiedene Zytokine während ACVB-Operationen am menschlichen Herzen. Während die Konzentrationen inflammatorischer Zytokine wie TNF-α und IL-8 bereits intraoperativ signifikante Anstiege zeigten, konnte das IL-10-Maximum erst postoperativ, zwei Stunden nach Ende des CPB nachgewiesen werden (McBride WT et al., 1995).

Die Annahme, dass die antiinflammatorische Antwort in Form steigender IL-10-Spiegel womöglich im Vergleich zu den inflammatorischen Zytokinen leicht verzögert nachweisbar ist, wird durch weitere Studien untermauert: So konnte im reperfundierten Kaninchenmyokard IL-10 erst fünf Stunden nach Reperfusion nachgewiesen werden. Die Spitzenspiegel wurden nach 96-120 Stunden gemessen (Frangogiannis NG et al., 2002).

Verschiedene Untersuchungen zur perioperativen Zytokinantwort an Patienten mit ACVB- Operationen beschreiben IL-10 Anstiege und Spitzenspiegel ebenfalls erst in der postoperativen Phase.

Von Borstel untersuchte in ihrer Dissertation den perioperativen Verlauf verschiedener Zytokine an 32 Patienten mit elektiver ACVB-Operation unter Verwendung von CPB. Intraoperativ konnte nur bei etwa einem Drittel des Patientenguts IL-10 nachgewiesen werden. Ein signifikanter Anstieg wurde erst postoperativ, am Abend des OP-Tages ermittelt. Sie folgerte daraus, dass IL-10 vermutlich erst gegen Ende der Operation bzw. postoperativ seine Maxima erreicht (von Borstel TM, 2003).

Zu einem ähnlichen Ergebnis kommt Sokra: er ermittelte den ersten IL-10 Anstieg vier Stunden postoperativ nach ACVB-Operation (Sokra J, 2002).

Inwieweit diese Ergebnisse auf unser Modell übertragbar sind und ob eine Ausweitung des Beobachtungszeitraums von rein intraoperativen Zytokin-Bestimmungen auf die postoperative Phase oder die Verwendung eines sensitiveren ELISA-Tests zum Nachweis von IL-10 Konzentrationen im vorliegenden Tiermodell geführt hätte, muss an dieser Stelle leider ungeklärt bleiben.

6.4 Mögliche Einflussfaktoren auf intraoperative Zytokinproduktion und Erhebung der Konzentrationen

6.4.1 Anästhesie und weitere perioperativ verabreichte Pharmaka

Wie unter 4.1.2.1 beschrieben wurden die Tiere durch die intramuskuläre Gabe von Ketamin, Azaperon, Midazolam und Atropin ausreichend prämediziert. Nach Anlage eines i.v.-Zugangs im OP erfolgte die Narkoseinleitung unter Verwendung von Ketamin, dem Hypnotikum Propofol und dem Muskelrelaxans Rocuronium bzw. Cis-Atracurium. Zur Aufrechterhaltung der Narkose kamen das volatile Anästhetikum Isofluran, sowie das Opoid Fentanyl zum Einsatz. Des Weiteren wurde intraoperativ wiederholt das Antikoagulans Heparin unter Monitoring der ACT-Zeit verabreicht.

Die postoperative Analgesie wurde durch die Applikation von Buprenorphin, Metamizol und bei Bedarf Ketoprofen gewährleistet. Auf diese Medikamente, sowie ihre potentielle Beeinflussung der Zytokinantwort, wird im Weiteren nicht eingegangen, da sie ausnahmslos postoperativ - also nach der letzten Blutentnahme, welche während des Thoraxverschluss erfolgte - verabreicht wurden.

Es ist hinreichend bekannt, dass die eingesetzten Pharmaka sowohl die Zytokinproduktion, als auch ihre Ausschüttung beeinflussen können. In der Literatur finden sich zahlreiche Studien mit teils widersprüchlichen Aussagen, welche den Einfluss des Anästhesieverfahrens auf die intraoperative Zytokinantwort behandeln. Berücksichtigt man bei der Literaturrecherche außerdem die Tatsache, dass es sich bei unserer Studie um ein Tiermodell handelt und grenzt man die Art des Eingriffs auf kardiochirurgische Operationen ein, wird die Anzahl der vergleichbaren Studien verschwindend gering. Im Folgenden werden exemplarisch Studien zum Einfluss oben genannter Pharmaka auf die Zytokinantwort kurz dargestellt.

Die Effekte verschiedener Anästhetika auf menschliche Monozyten und Lymphozyten in vitro untersuchten Rossano et al. 1992 (Rossano F et al., 1992): Ketamin bewirkte einen 4-5fachen Anstieg von TNF-α, sowie einen ca. 10fachen Anstieg von IL-6 gegenüber den Kontrollen. Die Inkubation der Monozyten mit Midazolam steigerte die IL-6 Produktion um das 8fache, Propofol bewirkte einen Anstieg um das ca. 5fache.

Demgegenüber legen neuere Studien, wie etwa die von Lankveld et al. (Lankveld DP et al., 2005), einen inhibitierenden Effekt von Ketamin auf die TNF-α und IL-6 Produktion nahe: die Synthese beider Zytokine durch equine Makrophagen wurde durch Ketamin unter der Anwesenheit von Lipoplysaccharid dosisabhängig vermindert. Dieser Effekt war jedoch nur während der Anwesenheit von LPS zu beobachten. Des Weiteren betonten die Autoren basierend auf der Tatsache, dass Ketamin unter identischen Bedingungen auf die Zytokinproduktion der humanen Kontroll-Zelllinie keinerlei Einfluss zeigte, die Notwendigkeit speziesspezifischer Studien. Der genaue Mechanismus der Suppression der Zytokinantwort ist noch unbekannt, es wird jedoch unter anderem eine Verminderung der Aktivität des Transkriptionsfaktors NF-κ-B diskutiert. Einen ebenfalls positiven, antiinflammatorischen Effekt von Ketamin speziell bei ACB-Operationen beschreiben Welters et al. (Welters ID et al., 2011). 128 Patienten, welche sich einer elektiven koronararteriellen Bypass-Operation unter Verwendung der HLM unterzogen, erhielten entweder eine Anästhesie mit Sufentanil/Propofol/Midazolam (Kontrollgruppe) oder S-Ketamin/Propofol/Midazolam. Letztere Gruppe erhielt Ketamin als einzig analgetisch wirkende Substanz als Dauerinfusion. Vor Narkoseeinleitung sowie 1, 6 und 24 Stunden nach Freigabe der Aorta erfolgten Blutentnahmen zur Bestimmung der IL-6, IL-8, IL-10 und TNF-α Konzentrationen. Der postoperative Anstieg der proinflammatorischen Zytokine IL-6 und IL-8 war in der Ketamin-Gruppe signifikant niedriger im Vergleich zur Sufentanil-Kontrollgruppe. Darüber hinaus waren die Plasmaspiegel des antiinflammatorischen Zytokins IL-10 eine Stunde nach Eröffnung der Aortenklemme unter Ketamin signifikant höher. Die TNF-α Konzentrationen waren in der Ketamingruppe ebenfalls erniedrigt, wenn auch nicht signifikant. Aus diesen Ergebnissen folgerten die Autoren einen positiven, antiinflammatorischen Effekt von Ketamin bei Herzoperationen mit EKZ. Inwieweit diese Ergebnisse auf das von uns verwendete Schweinemodell übertragbar sind und ob die zweimalige Bolusgabe von Ketamin (Prämedikation und Narkoseeinleitung) bereits ähnlich immunmodulatorische Effekte wie die kontinuierliche Applikation hervorruft, muss an dieser Stelle leider ungeklärt bleiben.

Das Hypnotikum Propofol wirkt als Radikalfänger, welche unter anderem während der Reperfusion auftreten, und steigert die antioxidative Kapazität des Gewebes (Suleiman M-S et al., 2008). Einen Hinweis darauf, dass nicht nur eine quantitative Veränderung der Produktion durch Propofol, sondern auch eine Verzögerung der Zytokinantwort möglich ist, liefert eine Studie von Crozier et al. (Crozier TA et al., 1994). Die IL-6 Ausschüttung war unter einer Anästhesie mit Propofol-Alfentanil nicht nur geringer, sondern auch verzögert im Vergleich zur Kontrollgruppe, welche Isofluran erhielt. Einen ebenfalls antiinflammatorischen, positiven Effekt der TIVA (total intravenösen Anästhesie) mit Propofol und Remifentanil im Vergleich zu einer balanzierten Anästhesie mit dem in vorliegender Studie ebenfalls verwendeten Isofluran postulieren Ke et al. (Ke JJ et al., 2008). Die TNF-α und IL-6 Konzentrationen waren unter Verwendung einer TIVA signifikant erniedrigt. Beide Studien untersuchten die Zytokinantwort bei abdominellen Eingriffen am Menschen. Ob diese Ergebnisse auf das vorliegende Studienmodell übertragbar sind und inwiefern die hier verwendete Reihenfolge (Propofol-Gabe einmalig zur Narkoseeinleitung, dann Wechsel auf Isofluran zur Aufrechterhaltung) die Zytokinantwort beeinflusst kann an dieser Stelle nicht endgültig geklärt werden.

Den Effekt volatiler Anästhetika auf menschliche periphere mononukleäre Zellen untersuchte Mitsuhata et al. (Mitsuhata H et al., 1995): unter alleinigem Einfluss von Isofluran wurde eine signifikante Verminderung der proinflammatorischen IL-1β und TNF-α Freisetzung beobachtet. Mahmoud et al. verglichen den immunmodulatorischen Effekt einer Propofol versus Isofluran-Narkose an 50 Patienten, welche sich einem elektiven thoraxchirurgischen Eingriffen mit Ein-Lungen-Ventilation unterzogen: nicht nur die alveolären, sondern auch die (systemischen) Plasma-Konzentrationen von IL-8 und TNF-α waren unter Verwendung von Isofluran im Vergleich zur Propofol-Gruppe signifikant niedriger (Mahmoud K, Ammar A, 2011). Es finden sich jedoch auch Studien, welche einen proinflammatorischen Effekt volatiler Anästhetika postulieren: Kotani et al. beschreibt eine gesteigerte Genexpression proinflammatorischer Zytokine (unter anderem TNF-α) in den alveolären Makrophagen von Ratten nach Inhalation verschiedener volatiler Anästhetika im Vergleich zur rein mechanisch beatmeten Kontrollgruppe (Kotani N et al., 1999).

Trotz - vor allem aufgrund älterer Studien - teils widersprüchlicher Aussagen zum immunologischen Effekt volatiler Anästhetika, ist der kardioprotektive Effekt unumstritten. Dabei scheint es sich um eine Kombination aus Veränderung des kardialen Metabolismus und der Kontraktilität, sowie dem Phänomen der

Präkonditionierung zu handeln. Das in der vorliegenden Studie verwendete Isofluran wirkt kardioprotektiv während Ischämie und Reperfusion. Diesem Mechanismus scheint unter anderem eine Beeinflussung ATP-abhängiger Kalium-Kanäle und des mitochondrialen Calcium-Haushalts zu Grunde zu liegen. Auch eine Verminderung der Aggregation von Neutrophilen und Thrombozyten nach Ischämie/Reperfusion sowie eine Abschwächung des Zytokin-vermittelten Zelltods werden beschrieben. Isofluran verbessert die linksventrikuläre diastolische Funktion ischämischen Myokards, fördert die Kontraktilität und vermindert dosisabhängig die Infarktgröße (Tanaka K et al., 2004), (Suleiman M-S et al., 2008).

Dem zur intraoperativen Analgesie verwendeten hochpotenten Opioid Fentanyl wird vor allem in älteren Studien ein proinflammatorischer Effekt zugeschrieben (McBride WT et al., 1996). Brix-Christensen et al. hingegen fanden in einer Studie an kardiochirurgischen Patienten keine Unterschiede in der Zytokinproduktion während hochdosierter Fentanyl-Gabe versus niedrig-dosierter Opioid-Gabe und folgerten daraus, dass die Wahl des Anästhesieverfahrens keinerlei Einfluss habe (Brix-Christensen V et al., 1998). Eine Studie von Liu et al. aus dem Jahr 2005 demonstrierte wiederum einen antiinflammatorischen Effekt höherer Dosen Fentanyl während Herzklappenoperationen unter Verwendung der EKZ: sowohl TNF-α als auch IL-6 Spiegel waren in der Gruppe, welche intraoperativ höhere Dosen Fentanyl erhielt, signifikant erniedrigt, die Konzentrationen des antiinflammatorischen Zytokins IL-10 signifikant erhöht. Die Autoren schlossen daraus, dass Fentanyl in höheren Dosen dem Reperfusionsschaden und der inflammatorischen Antwort entgegenwirkt, wenngleich auch keine Dosisabhängigkeit demonstriert werden konnte (Liu JH et al., 2005).

Einen antiinflammatorischen Effekt einer mit Heparin modifizierten Blutkontaktfäche konnten Harig et al. nachweisen (Harig F et al., 1999b): die Verwendung Heparin-beschichteter Schlauchsysteme führte zu einer signifikanten Verminderung der IL-6 Produktion während koronararteriellen Bypass-Operationen mit EKZ sowie zu einem signifikantem Anstieg der IL-10 Spiegel im Vergleich zur Kontrollgruppe. Eine ebenfalls verminderte IL-6 Reaktion nach dem Einsatz Heparin-beschichteter Schlauchsysteme, sowie darüber hinaus auch eine Reduktion der IL-8 Spiegel beschreiben Weerwind et al (Weerwind PW et al., 1995). Dadurch wird verdeutlicht, dass sowohl durch Oberflächenmodifikationen als auch durch Pharmaka die Zytokinfreisetzung modulierbar ist.

Zusammenfassend kann man festhalten, dass die Wirkung oben genannter Anästhetika und Medikamente in der Literatur sehr kontrovers diskutiert wird. Sicher scheint lediglich die Tatsache, dass sowohl Zytokinproduktion als auch -ausschüttung durch die Auswahl des Anästhesieverfahrens beeinflusst werden. Nicht nur eine quantitative Veränderung im Sinne einer Induktion oder Inhibition, sondern auch eine Einflussnahme auf die zeitliche Darstellung der Zytokinkonzentrationen, beispielsweise im Sinne einer Verzögerung, ist denkbar. Bei der Interpretation der Ergebnisse muss folglich von einem Einfluss durch die verwendeten Anästhetika und Medikamente ausgegangen werden. Diesen zu quantifizieren ist angesichts der Komplexität jedoch nicht möglich.

6.4.2 Perioperativer Stress, vorbestehende Infektionen, Hämodilution, Sternotomie-Effekt

Die Hausschweine (sus scrofa domestica) wurden mindestens zwei Wochen vor dem Eingriff in den Tierstall des Franz-Penzoldt-Zentrums aufgenommen. In diesem Zeitraum vor der OP konnten sie sich in Ruhe an die neuen Umgebungsbedingungen akklimatisieren und wurden gleichzeitig sorgfältig hinsichtlich vorbestehender Erkrankungen untersucht und beobachtet (sog. Quarantäne-Aufstallung). Es ist bekannt, dass Schweine auf ungewohnte Situationen mit Stressreaktionen bis zum Kreislaufkollaps reagieren können. Im Extremfall kann dies bis zu einer tödlich endenden metabolischen Acidose führen. Bereits durch z.B. sogenannten Anbindestress – also einer Fixierung des Tieres um etwa Blut zu entnehmen oder die Prämedikation zu verabreichen – führt zu einer Fülle von Veränderungen sämtlicher messbarer Laborparameter (Nerbas E, 2008). Obwohl in der vorliegenden Studie sowohl bei Vorbereitung als auch Durchführung der Anästhesie größtmögliche Sorgfalt angewandt wurde, um diese Phase für die Tiere möglichst stressfrei zu gestalten, kann eine Überlagerung der intraoperative bestimmten Zytokinkonzentrationen durch die direkt präoperative Phase nicht sicher ausgeschlossen werden. Auch könnten klinisch inapparent oder subklinisch verlaufende milde Infektionen, wie etwa beim Hausschwein häufig vorkommende Infekte des respiratorischen Systems, eine bereits präoperativ bestehende proinflammatorische Reaktion des Organismus bedingen und somit die intraoperativ erhobenen Zytokinkonzentrationen überlagern, beziehungsweise verfälschen.

Die Auswirkungen der intraoperativ zwangsläufig stattfindenden Hämodilution auf während kardiochirurgischer Operationen erhobener Zytokinkonzentrationen untersuchte von Borzel in ihrer Dissertation (von Borstel TM, 2003). Sie kommt zu dem Schluss, dass ohne eine Berücksichtigung des Hämodilutionseffekts durch Berechnung einer Hämatokrit-relativierten Zytokinkonzentration eine hohe

Wahrscheinlichkeit von Fehlinterpretationen dieser bestehe. Da in dieser Studie ohne HLM operiert wurde, konnte der Hämodilutionseffekt ausgeschlossen werden.

Neben der Anästhesie hat auch die Wahl des chirurgischen Zugangs Einfluss auf die inflammatorische Antwort des Organismus. Es existieren zahlreiche Studien, welche einen direkten Zusammenhang zwischen der Schwere des chirurgischen Traumas und der proinflammatorischen Reaktion des Organismus belegen. Vor allem die IL-6 Antwort spiegelt das Ausmaß des Gewebeschadens wider und korreliert somit direkt mit der Invasivität des chirurgischen Zugangs (Helmy S.A.K. et al., 1999). Im Vergleich laparoskopische versus offene Cholezystektomie wurden bei letzterer signifikant erhöhte Spiegel der Zytokine IL-1β, IL-6 und TNF-α im Vergleich zu den präoperativen Ausgangswerten gemessen, wohingegen bei Verwendung der laparoskopischen OP-Technik keinerlei signifikante Veränderungen der Zytokinkonzentrationen nachweisbar waren. Diese proinflammatorische Antwort auf das bei offener Cholzystektomie deutlich höhere chirurgische Gewebstrauma war nicht nur gegen OP-Ende messbar, sondern bis zu 24 Stunden postoperativ.

Prondzinsky et al. konnten in einer Studie an kardiochirurgischen Patienten darstellen, dass bei ACB-Operationen mit CPB nur ein Bruchteil der IL-6-Reaktion auf den Einsatz der EKZ zurückzuführen ist. Der weitaus stärkste Aktivator der proinflammatorischen Reaktion, welche nach herzchirurgischen Eingriffen zu beobachten ist, ist nach Meinung der Autoren das chirurgische Trauma an sich. Dessen Anteil an der IL-6-Reaktion quantifizierten sie mit 75%, wohingegen die Verwendung der HLM in den von ihnen erhobenen Daten nur für etwa ein Viertel des IL-6-Anstiegs verantwortlich war (Prondzinsky R et al., 2005).

Auch Hayashi et al. demonstrierten in ihrer tierexperimentiellen Studie an Ratten, dass die Sternotomie als enormes chirurgisches Trauma zu einer generalisierten inflammatorischen Antwort des Organismus führt und die Invasivität des chirurgischen Zugangs vor allem die IL-6 Antwort entscheidend beeinflusst (Hayashi Y et al., 2003). Es ist somit davon auszugehen, dass eine Überlagerung der Zytokinantwort durch das chirurgische Trauma der Sternotomie nicht auszuschließen ist. Des Weiteren konnten die Autoren ebenfalls einen direkten Zusammenhang zwischen der Invasivität der Thoraxeröffnung und der Höhe der inflammatorischen Reaktion belegen. Wir führten in der vorliegenden Studie eine mediane Sternotomie durch. Aus Gründen des Tierschutzes verzichteten wir auf eine Kontrollgruppe, welche lediglich sternotomiert, ohne anschließende ACB-Operation als Vergleich hätte dienen können. Somit kann der – zweifellos vorhandene - Sternotomie-Effekt auf die Zytokinantwort nicht quantifiziert werden. Man muss jedoch davon ausgehen, dass die von uns bevorzugte mediane Sternotomie als massives chirurgisches Trauma zu einer enormen proinflammatorischen Reaktion führte. Hiermit lassen sich die frühen Zytokin-Peaks, welche bei einem Großteil der Tiere beobachtet werden konnten, erklären. Hayashi et al. konnten erhöhte Zytokinkonzentrationen bis zu 60 Minuten nach medianer Sternotomie im Vergleich zur Kontrollgruppe nachweisen. Somit ist auch eine Überlagerung der weiteren intraoperativ gemessenen Zytokinkonzentrationen durch den Sternotomie-Effekt denkbar, kann jedoch nicht weiter quantifiziert werden.

6.4.3 Genetischer Polymorphismus als möglicher Einflussfaktor

Es ist seit langem bekannt, dass der individuelle genetische Hintergrund die Entwicklung inflammatorischer Erkrankungen entscheidend beeinflussen kann. Dass genetische Polymorphismen auch mit einer veränderten Zytokinantwort des Organismus auf akute Erkrankungen oder Traumata, wie einen operativen Eingriff einhergehen können, war in den letzten Jahren zunehmend Gegenstand intensiver Forschungsbemühungen.

Bereits der Austausch einer einzelnen Nukleinsäure beispielsweise im Promoter- oder codierenden Bereich eines Gens kann als sogenannter Einzelnukleotidpolymorphimus (SNP: single nucleotid polymorphism) gravierende Veränderungen nach sich ziehen. Lehmann et al. beschreiben, dass ein SNP im Gen des inflammatorischen Mediators MIF (macrophage inhibitory factor) mit einer stark erhöhten inflammatorischen Reaktion nach Herzoperationen mit EKZ und somit mit einem erhöhten Komplikationsrisiko einhergeht (Lehmann LE et al., 2006).

Da TNF-α eine Art Schlüsselrolle als Induktor weiterer proinflammatorischer Reaktionen des Organismus zukommt steht dieses Zytokin bezüglich des Einflusses genetischer Polymorphismen auf die individuelle inflammatorische Reaktion des Organismus im Folgenden im Vordergrund.

So postulierten Stüber et al. im Jahr 1996, dass die Höhe der proinflammatorischen TNF-α-Antwort septischer Patienten genetisch determiniert sei (Stüber F et al., 1996). Sie beobachteten an 40 Patienten mit schwerer Sepsis, dass eine Homozygotie für das TNFB2-Allel mit höheren TNF-α-Spiegeln, einer erhöhten Mortalität und somit einer schlechteren Prognose im Vergleich zu heterozygoten Patienten einhergeht.

Eine Assoziation zwischen dem G-308A Polymorphismus des TNF-α-Gens und einer exzessiven TNF-α-Produktion nach kardiochirurgischen Eingriffen mit EKZ stellen Yoon et al. her (Yoon SZ et al., 2009).

Ausgehend von den Beobachtungen an den für das Allel TNFB2 homozygoten, septischen Patienten untersuchten Schroeder et al. die Zytokinreaktionen kardiochirurgischer Patienten unter dem Gesichtspunkt EKZ versus off-pump-Technik. Bei Vorhandensein zweier TNFB2-Allele (Homozygotie) wurden signifikant höhere TNF-α-Spiegel nach Ende der EKZ gemessen. Darüber hinaus waren in dieser Gruppe auch die IL-8 Spiegel signifikant erhöht. Die Autoren folgerten daraus, dass genetische Polymorphismen, welche eine erhöhte TNF-α-Antwort des Organismus bedingen, mit einer Erhöhung weiterer, sogenannter sekundärer proinflammatorischer Mediatoren und damit einem ebenfalls erhöhten Risiko für Komplikationen einhergehen (Schroeder S et al., 2003).

Bittar et al. untersuchten ebenfalls Polymorphismen des TNF-α-Gens und konnten eine hochsignifikante positive Assoziation zwischen nach kardialen Eingriffen erhöhten TNF-α-Spiegeln und einem bestimmten Genotyp (AA-homozygot für die Position G-308A) herstellen (Bittar MN et al., 2006). Nach Meinung der Autoren ist dieser genetische Polymorphismus verantwortlich für die – in vorliegender Studie von uns ebenfalls beobachtete - Varianz der TNF-α-Spiegel nach kardialer Revaskularisation.

Basierend auf diesen Ergebnissen werden zunehmend Forderungen laut, Patienten, welche aufgrund ihres individuellen genetischen Hintergrunds zur Ausbildung besonders schwerer inflammatorischer Reaktionen neigen, mittels präoperativer Genotypisierung zu identifizieren.

6.5 Schlussfolgerungen

6.5.1 Effektivität des Retrobypass anhand etablierter Ischämiemarker

Der während der Bypass-Anlage ermittelte intraoperative Anstieg von Troponin I beweist, dass der durch RIVA-Ligatur simulierte akute Myokardinfarkt zu einer entsprechenden Gewebsischämie führte. Aufgrund der etwas verzögerten Kinetik von Troponin I waren anhand der Konzentrationsverläufe in Phase I keine Aussagen über die Effektivität der direkten Myokardreperfusion durch die selektive Reperfusion möglich. Der Abfall der Lactat-Konzentrationen – nach entsprechendem „wash-out" Phänomen in der Reperfusionsphase - demonstriert jedoch eine Reduktion der Gewebsischämie durch den nach Ischämie freigegeben Retrobypass. Besonderes Augenmerk lag auf der Evaluierung der Effektivität dieses alternativen Verfahrens zur Myokardrevaskularisierung über die akute Phase hinaus. Die einen bzw. knapp drei Monate nach Etablierung des Retrobypass erhobenen Werte für Troponin I und Lactat entsprachen den in Phase I erhobenen Basiswerten, so dass wir von einer effektiven Versorgung des Myokards durch die selektive koronarvenöse Perfusion anhand des von uns implantierten Retrobypass ausgehen.

6.5.2 Zytokine als Marker kardialer Ischämie und Reperfusion

Die vorliegende experimentelle Untersuchung unterliegt trotz einer vorausschauenden Versuchsplanung einigen Limitationen. Die Analyse der Zytokine IL-6, IL-8, IL-10 und TNF-α spiegelt letztendlich nur einen kleinen Teilbereich der hochkomplexen Immunantwort, welche durch Ischämie und Reperfusion des Myokards in Gang gesetzt wird, wider. In unserer Studie analysierten wir die intraoperativen Zytokinverläufe und somit ein ebenfalls limitiertes Zeitfenster der Immunantwort. Auch ist die Anzahl der Stimuli, welche zu einer Zytokinfreisetzung führen können, mannigfaltig und nicht auf eine Gewebsischämie - wie etwa am Myokard - als alleinigen Trigger beschränkt. Im Laufe der Analyse der erhobenen Zytokinverläufe kristallisierten sich zunehmen zahlreiche potentielle Faktoren heraus, welche theoretisch Einfluss auf die Zytokinproduktion und –erhebung ausüben könnten. Der enormen Varianz, mit der die Tiere interindividuell reagierten, versuchten wir mit der Gruppierung in verschiedene Synthesemuster Rechnung zu tragen. Auch eine noch höhere Standardisierung des Versuchsablaufs – wie etwa der routinemäßigen Bestimmung der Entzündungsparameter CRP und Leukozytenzahl präoperativ – deckt nur einen Bruchteil der potentiellen Einflussfaktoren ab. Selbst ein maximal standardisierter Ablauf der präoperativen Vorbereitung der Tiere, Narkoseeinleitung und Aufrechterhaltung berücksichtigt immer noch nicht die möglicherweise genetisch determinierte, individuelle Suszeptibilität des Individuums gegenüber operativer Traumata oder Gewebsischämie. Ein Hinweis hierauf könnte die in vorliegender Studie gemachte Beobachtung der sogenannten „high responder" - Individuen welche im Vergleich zu den restlichen Tieren mit enorm hohen Zytokinantworten reagierten – sein.

Ausgehend von den in vorliegender Studie erhobenen Daten kommen wir somit zu der Schlussfolgerung, dass die von uns untersuchten Zytokine als Ischämie-/Reperfusionsmarker des Myokards einigen Limitationen unterliegen. Aufgrund vielfältiger – teils nur schwer durch Standardisierung ausschaltbarer, teils letztendlich noch gar nicht endgültig ausreichend erforschter Einflussfaktoren –

können sie für den von uns gewählten Kontext nicht als spezifische Marker für myokardiale Gewebsischämien betrachtet werden.

7 Literaturverzeichnis

1. **Ansari, A. (2001).** Anatomy and clinical significance of ventricular Thebesian veins. [Hrsg.] John Wiley and Sons. *Clinical Anatomy* 14:102-110

2. **Arealis EG, Volder JGR, Kolff WJ. (1973).** Arterialization of the coronary vein coming from an ischemic area. *Chest* 63:462-463

3. **Arpesella G, Mikus PM, Cirillo M, Savini C, Suarez SM, Pierangeli A. (2000).** Retrograde perfusion of coronary circulation. *Ital Heart J* 1:37-39

4. **Beck CS, Leighninger DS. (1954).** Operations for coronary heart disease. *JAMA* 13:1226-1234

5. **Beck CS, Makao AE. (1948a).** Revascularization of the heart. *Ann Surg* 128:854

6. **Beck CS, Stanton E, Batiuchok W, Leiter E. (1948b).** Revascularization of the heart by graft of systemic artery into coronary sinus. *JAMA* 137:436-442

7. **Benedict JS, Buhl TL, Henney RP. (1975).** Cardiac vein myocardial revascularization. An experimental study and report of 3 cases. *Ann Thorac Surg* 20:550-557

8. **Bhayana Jn, Olsen DB, Byrne JP, Kolff WJ. (1974).** Reversal of myocardial ischemia by arterialization of the coronary vein. *J Thorac Cardiovasc Surg* 67:125-132

9. **Bittar MN, Carey JA, Barnard JB, Pravica V, Deiraniya AK, Yonan N, Hurchinson IV. (2006).** Tumor Necrosis Factor Alpha Influences the Inflammatory Response After Coronary Surgery. *Ann Thorac Surg* 81:132-137

10. **Boekstegers P, Giehrl W, von Degenfeld G, Steinbeck G. (1998).** Selective suction and pressure-regulated retroinfusion: an effective and safe approach to retrograde protection against myocardial ischemia in patients undergoing normal and high-risk percutaneous transluminal coronary angioplasty. *J Am Coll Cardiol* 31:1525-1533

11. **Boekstegers P, Peter W, von Degenfeld G, Nienaber CA, Abend M, Rehders TC, Habazettl H, Kapsner T, von Lüdinghausen M, Werdan K. (1994).** Preservation of regional myocardial function and myocardial oxygen tension during acute ischemia in pigs: comparison of selective synchronized suction and reperfusion of coronary veins to synchronized coronary venous retroperfusion. *J Am Coll Cardiol* 23:459-469

12. **Bolli R, Marban E. (1999).** Molecular and Cellular Mechanisms of Myocardial Stunning. *Physiological Reviews* 79:609-634

13. **Brix-Christensen V, Tønnesen E, Sørensen IJ, Bilfinger TV, Sanchez RG, Stefano GB. (1998).** Effects of anaesthesia based on high versus low

doses of opioids on the cytokine and acute-phase protein responses in patients undergoing cardiac surgery. *Acta Anaesthesiol Scand* 42:63-70

14. **Brody WR, Angeli WW, Kosek JC. (1972a).** Histologic fate of the venous coronary artery bypass in dogs. *Am J Pathol* 66:111-130

15. **Brody WR, Kosek JC, Angell WW. (1972b).** Changes in vein grafts following aorto-coronary bypass induced by pressure and ischemia. *J Thorac Cardiovasc Surg* 64:847-854

16. **Bruckenberger, E. (2011).** *23. Herzbericht 2010.* Seite 9,20,46,83,121,213. ISBN 978-3-00-035553-0.

17. **Carter AJ, Kornowski R, Lamson T. (1999).** Percutaneous in-situ coronary venous arterial bypass: initial results of retrograde myocardial perfusion in a porcine model (abstract). *J Am Coll Cardiol* 33(suppl):49A

18. **Chowdry MF, Davies J, McCance A, Galinanes M. (2005).** Lack of durability of surgical arterialization of coronary veins for the treatment of ischemic heart disease. *J Card Surg* 20:326-328

19. **Crozier TA, Müller JE, Quittkat D, Sydow M, Wuttke W, Kettler D. (1994).** Effect of anaesthesia on the cytokine responses to abdominal surgery. *Br J Anaesth* 72:280-285

20. **Dähmlow S, Med.Diss., Universitätsklinikum Charité. (2006).** Mutationen und Polymorphismen im Beta-MHC- und Troponin T-Gen bei Patienten mit dilatativer Kardiomyopathie. [Online] 19. April 2006. [Zitat vom: 2. September 2012.] http://edoc.hu-berlin.de/dissertationen/daehmlow-steffen-2006-04-07/HTML/image002.jpg.

21. **Deten A, Volz HC, Briest W, Zimmer HG. (2002).** Cardiac cytokine expression is upregulated in the acute phase after myocardial infarction. Experimental studies in rats. *Cardiovasc Surg* 55:329-340

22. **Doll M, Kayhan N, Vahl CF, Hagl S. (2002).** Kontraktionsverhalten des isolierten Kardiomyozyten: Einfluss von Interleukin-1 und Interleukin-6. *Zeitschrift für Herz-, Thorax- und Gefäßchirurgie* 16:10-20

23. **Dörner, K. (2003).** *Klinsiche Chemie und Hämatologie.* 5.Auflage. s.l. : Georg Thieme Verlag, 2003. Seite 407-411. ISBN 3-13-129715-8.

24. **Frangogiannis NG, Mendoza LH, Lindsey ML, Ballantyne CM, Michael LH, Smith CW, Entman ML. (2000).** IL-10 is induced in the reperfused myocardium and may modulate the reaction to injury. *J Immunol* 165:2798-2808

25. **Frangogiannis NG, Smith CW, Entman ML. (2002).** The inflammatory response in myocardial infarction. *Cardiovascular Research* 53:31-47

26. **Fredericks S, Merton GK, Lerena MJ, Heining P, Carter ND, Holte DW. (2001).** Cardiac troponins and creatine kinase content of striated muscle in common laboratory animals. *Clinica Chimica Acta* 304:65-74

27. **Gallucci RM, Simeonova PP, Matheson JM, Kommineni C, Guriel JL, Sugawara T, Luster MI. (2000).** Impaired cutaneous wound healing in interleukin-6-deficient and immunosuppressed mice. *FASEB* 14:2525-2531

28. **Haberstroh J, Henke J. (2004).** Sauerstoffstatus. [Hrsg.] Henke J, Haberstroh J Erhardt W. *Anästhesie und Analgesie beim Klein-und Heimtier.* Stuttgart : Schattauer Verlag, 2004, Seite 221-224.

29. **Hack CE, De Groot ER, Felt-Bersma RJ, Nuijens JH, Strack Van Schijndel RJ, Eerenberg-Belmer AJ, Thijs LG, Aarden LA. (1989).** Increased Plasma Levels of Interleukin-6 in Sepsis. *Blood* 74:1704-1710

30. **Harig F, Cesnjevar R, Mahmoud FO, von der Emde J. (1999a).** Perioperative factors influencing interleukin-10 release under cardiopulmonary bypass. *Thorac Cardiovasc Surg* 47:361-368

31. **Harig F, Feyrer R, Mahmoud FO, Blum U, von der Emde J. (1999b).** Reducing the post-pump syndrome by using heparin-coated circuits, steroids, or aprotinin. *Thorac Cardiovasc Surg* 47:111-118

32. **Harig F, Hohenstein B, von der Emde J, Weyand M. (2001).** Modulating IL-6 and IL-10 levels by pharmacologic strategies and the impact of different extracorporal circulation parameters during cardiac surgery. *Shock* 16:33-38

33. **Hayashi Y, Sawa Y, Nishimura M, Satoh H, Ohtake S, Matsuda H. (2003).** Avoidance of full-sternotomy: effect on inflammatory cytokine production during cardiopulmonary bypass in rats. *J Card Surg* 18:390-395

34. **Helmy S.A.K., Wahby M.A.M., El-Nawaway M. (1999).** The effect of anaesthesia and surgery on plasma cytokine production. *Anaesthesia* 54:733-738

35. **Hochberg MS, Roberts WC, Morrow AG, Austen WG. (1979).** Selective arterialization of the coronary venous system: encouraging longterm flow evaluation utilizing radioactive microspheres. *J Thorac Cardiovasc Surg* 77:1-12

36. **Hochberg MS, Roberts WC, Parsonnet V, Fisch D. (1986).** Selective arterialization of the coronary veins: clinical experience of 55 American heart surgeons. [Hrsg.] Mohl W. *Clinics of CSI.* s.l. : Steinkopff-Verlag Darmstadt, 1986, S. 195-201.

37. **Hochberg, MS. (1977).** Hemodynamic evaluation of selective arterialization of the coronary venous system. *J Thorac Cardiovasc Surg* 74:774-783

38. **Hwang MW, Matsumori A, Furukawa Y, Ono K, Okada M, Iwasaka A, Hara M, Miyamoto T, Touma M, Sasayama S. (2001).** Neutralization of interleukin-1beta in acute phase of myocardial infarction promotes the progression of left ventricular remodeling. *J Am Coll Cardiol* 38: 1546-1553

39. **Janssen SP, Gayan-Ramirez G, Bergh AV, Herijgers P, Maes K, Verbeken E, Decramer M. (2005).** Interleukin-6 Causes Myocardial Failure and Skeletal Muscle Atrophy in Rats. *Circulation* 111:996-1005

40. **Kapadia SR, Oral H, Lee J, Nakano M, Taffet GE, Mann DL. (1997).** Hemodynamic regulation of tumor necrosis factor -alpha gene and protein expression in adult feline myocardium. *Circ Res* 81:187-195

41. **Kassab GS, Lin DH, Fung YC. (1994).** Morphometry of pig coronary venous system. *Am J Physiol* 267:H2100-H2123

42. **Kassab GS, Navia JA, March K, Choy JS. (2008).** Coronary venous retroperfusion: an old concept, a new approach. *J Appl Physiol* 104:1266-1272

43. **Kay EB, Suzuki A. (1975).** Coronary venous retroperfusion for myocardial revascularization. *Ann Thorac Surg* 19:327-330

44. **Ke JJ, Zhan J, Feng XB, Wu Y, Rao Y, Wang YL. (2008).** A comparison of the effect of total intravenous anaesthesia with propofol and remifentanil and inhalational anaesthesia with isoflurane on the release of pro- and anti-inflammatory cytokines in patients undergoing open cholecystectomy. *Anaesth Intensive Care* 36:74-78

45. **Keelan PC, Kantor B, Gerber TC, Holmes DR, Schwartz RS. (2000).** Bypass without the surgeon: the coronary veins as arterial conduits. [Hrsg.] Current Science Inc. *Current Interventional Cardiology Report* 2:11-19

46. **Kochsiek N, Bonz A, Reinerth G, Kayhan N, Hagl S, Vahl CF. (2004).** Auswirkungen von Interleukin-1 und Interleukin-6 auf das Kontraktionsverhalten des Herzens. *Zeitschrift für Herz-, Thorax- und Gefäßchirurgie* 18:81-93

47. **Kotani N, Takahashi S, Sessler DI, Hashiba E, Kubota T, Hashimoto H, Matsuki A. (1999).** Volatile anesthetics augment expression of proinflammatory cytokines in rat alveolar macrophages during mechanical ventilation. *Anesthesiology* 91:187-197

48. **Kraft W, Dürr UM. (2005).** *Klinische Labordiagnostik in der Tiermedizin.* 6.Auflage. Stuttgart : Schattauer Verlag, 2005, Referenzbereiche, Seite 507-523.

49. **Krishnamurthy P, Rajasingh J, Lambers E, Qin G, Losordo DW, Kishore R. (2009).** IL-10 Inhibits Inflammation and Attenuates Left Ventricular Remodeling After Myocardial Infarction via Activation of STAT3 and Suppression of HuR. *Circulation Research* 104:e9-e18

50. **Kukielka GL, Smith CW, Manning AM, Youker KA, Michael LH, Entman ML. (1995).** Induction of interleukin-6 synthesis in the myocardium. Potential role in postreperfusion inflammatory injury. *Circulation* 92:1866-1875

51. **Kupatt Ch, Habazettl H, Goedecke A, Wolf AD, Zahler St, Boekstegers P, Kelly RA, Becker BF. (1999).** Tumor Necrosis Factor-alpha Contributes to Ischemia-and Reperfusion-Induced Endothelial Activation in Isolated Hearts. *Circulation Research* 84:392-400

52. **Kurrelmeyer KM, Michael LH, Baumgarten G, Taffet GE, Peschon JJ, Sivasubramanian N, Entman ML, Mann DL. (2000).** Endogenous tumor necrosis factor protects the adult cardiac myocyte against ischemia-induced apoptosis in a murine model of acute myocardial infarction. *PNAS* 97:5456-5461

53. **Lahat N, Zlotnick AY, Shtiller R, Bar I, Merin G. (1992).** Serum levels of IL-1, IL-6 and tumour necrosis factors in patients undergoing coronary artery bypass grafts or cholecystectomy. *Clin.exp.Immunol* 89:255-260

54. **Lankveld DP, Bull S, Van Dijk P, Fink-Gremmels J, Hellebrekers LJ. (2005).** Ketamine inhibits LPS-induced tumour necrosis factor-alpha and interleukin-6 in an equine macrophage cell line. *Vet Res* 36:257-262

55. **Lehmann LE, Schroeder S, Hartmann W, Dewald O, Book M, Weber SU, Schewe JC, Stüber F. (2006).** A single nucleotide polymorphism of macrophage migration inhibitory factor is related to inflammatory response in coronary bypass surgery using cardiopulmonary bypass. *Eur J Cardiothorac Surg* 30:59-63

56. **Liu JH, Shen JM, Li L, Chang YT. (2005).** [Effects of fentanyl on cytokines and MDA during cardiopulmonary bypass in patients undergoing valve replacement]. *Zhong Nan Da Xue Xue Bao Yi Xue Ban* 30:80-83

57. **Löffler, G. (2003).** *Basiswissen Biochemie mit Pathobiochemie.* 5.Auflage. s.l. : Springer Verlag, 2003. Seite 676-685. ISBN 3-540-44368-1.

58. **Löffler, K. (2002).** *Anatomie und Physiologie der Haustiere.* 10.Auflage. Stuttgart : Eugen Ulmer, 2002. Seite 172, 175. ISBN: 3-8252-0013-2.

59. **López-Herce J, Rupérez M, Sánchez C, García C, García E. (2006).** Estimation of the parameters of cardiac function and of blood volume by arterial thermodilution in an infant animal model. *Paediatr Anaesth* 16:635-640

60. **Mahmoud K, Ammar A. (2011).** Immunomodulatory Effects of Anesthetics during Thoracic Surgery. *Anesthesiol Res Pract 2011.* Article ID 317410, 2011.

61. **McBride WT, Armstrong MA, Crockard AD, McMurray TJ, Rea JM. (1995).** Cytokine balance and immunosuppressive changes at cardiac surgery: contrasting response between patients and isolated CPB circuits. *Brit J Anaesth* 75:724-733

62. **McBride WT, Armstrong MA, McBride SJ. (1996).** Immunomodulation: an important concept in modern anaesthesia. *Anaesthesia* 51:465-473

63. **Meldrum DR, Dinarello CA, Cleveland JC Jr, Cain BS, Shames BD, Meng X, Harken AH. (1998).** Hydrogen peroxide induces tumor necrosis factor alpha-mediated cardiac injury by a p53 mitogen activated protein kinase-dependent mechanism. *Surgery* 124:291-296

64. **Mitsuhata H, Shimizu R, Yokoyama MM. (1995).** Suppressive effects of volatile anesthetics on cytokine release in human peripheral blood mononuclear cells. *Int J Immunopharmacol* 17:529-534

65. **Mohl W, Glogar DH, Mayr H, Losert U, Sochor H, Pachinger O, Kaindl F, Wolner E. (1984).** Reduction of infarct size induced by pressure-controlled intermittent coronary sinus occlusion. *Am J Cardiol* 53:923-928

66. **Mohl W, Punzengruber C, Moser M, Kenner T, Heimisch W, Haendchen R, Meerbaum S, Maurer G, Corday E. (1985).** Effects of pressure controlled intermittent coronary sinus occlusion on regional ischemic myocardial function. *J Am Coll Cardiol* 5:939-947

67. **Mohl W, Simon P, Neumann F, Schreiner W, Punzengruber C. (1988).** Clinical evaluation of pressure-controlled intermittent coronary sinus occlusion: randomized trial during coronary artery surgery. *Ann Thorac Surg* 46:192-201

68. **Nerbas, E, Med.Diss, Tierärztliche Hochschule Hannover. (2008).** Aktualisierung von Blutparametern beim Schwein. *http://elib.tiho-hannover.de/dissertations/nerbase_ws08.pdf.* [Online] 2008. [Zitat vom: 6. Mai 2012.]

69. **Neumann FJ, Ott I, Gawaz M, Richardt G, Holzapfel H, Jochum M, Schömig A. (1995).** Cardiac Release of Cytokines and Inflammatory Respones in Acute Myocardial Infarction. *Circulation* 92:748-755

70. **Nian M, Lee P, Khaper N, Liu P. (2004).** Inflammatory Cytokines and Postmyocardial Infarction Remodeling. *Circulation Research* 94:1543-1553

71. **Oesterle SN, Reifart N, Hauptmann E, Hayase M, Yeung AC. (2001).** Percutaneous in situ coronary venous arterialization: report of the first human catheter-based coronary artery bypass. *Circulation* 103:2539-2543

72. **Oesterle SN, Yeung AC, Hayase M, Robbins RC, Fitzgerald P, Yock P, Kernoff R, Tumas M, Virmani R, Makower J. (1998).** Percutaneous in-situ coronary artery bypass (PICAB): a novel myocardial revascularization technique . *J Am Coll Cardiol* 33(suppl):223A

73. **Oh BH, Volpini M, Kambayashi M, Kazuya M, Rockman HA, Kassab GS, Ross J. (1992).** Myocardial function and transmural blod flow during coronary venous retroperfusion in pigs. *Circulation* 86:1265-1279

74. **Park SB, Magovern GJ, Liebler GA, Dixon CM, Begg FR, Fisher DL, Dosios TJ, Gardner RS. (1975).** Direct selective myocardial revascularization by internal mammary artery coronary vein anastomosis. *J Thorac Cardiovasc Surg* 69:63-72

75. **Pratt, FH. (1898).** The nutrition of the heart through the vessels of thebesius and the coronary veins. *Am J Physiol* 1:86-103

76. **Prondzinsky R, Knüpfer A, Loppnow H, Redling F, Lehmann DW, Stabenow I, Witthaut R, Unverzagt S, Radke J, Zerkowski HR, Werdan K. (2005).** Surgical trauma affects the proinflammatory status after cardiac surgery to a higher degree than cardiopulmonary bypass. *J Thorac Cardiovasc Surg* 129:760-766

77. **Rauchhaus M, Müller-Werdan U. (2001).** Zytokine bei Herzerkrankungen. *Internist* 1:75-84

78. **Rhodes GR, Syracuse DC, MacIntosh CL. (1978).** Evaluation of regional myocardial nutrient perfusion following selective retrograde arterialization of the coronary vein. *Ann Thorac Surg* 25:329-335

79. **Roberts JT, Jarvis WH, Key L. (1943).** Nourishment of the myocardium by way of the coronary veins. *Fed Proc* 2:90

80. **Rossano F, Tufano R, Cipollaro de L'Ero G, Servillo G, Baroni A, Tufano MA. (1992).** Anesthetic agents induce human mononuclear leucocytes to release cytokines. *Immunopharmacol Immunotoxicol* 14:439-450

81. **Rupérez M, López-Herce J, García C, Sánchez C, García E, Vigil D.(2004).** Comparison between cardiac output measured by the pulmonary arterial thermodilution technique and that measured by the femoral arterial thermodilution technique in a pediatric animal model. *Pediatr Cardiol* 25:119-123

82. **Schroeder S, Börger N, Wrigge H, Welz A, Putensen C, Hoeft A, Stüber F. (2003).** A tumor necrosis factor gene polymorphism influences the inflammatory response after cardiac operation. *Ann Thorac Surg* 75:534-537

83. **Smith CP.(2000).** Information Resources on Swine in Biomedical Research. [Online] [Zitat vom: 4. Februar 2012.] http://www.nal.usda.gov/awic/pubs/swine/swine.htm.

84. **Sokra J, Med.Diss., Justus-Liebig-Universität Gießen. (2002).** Die Rolle der Zytokine in der Pathophysiologie der extrakorporalen Zirkulation. *urn:nbn:de:hebis:26-opus-8178.* [Online] 2002. [Zitat vom: 27. April 2012.] http://geb.uni-giessen.de/geb/volltexte/2002/817/.

85. **Standardarbeitsanweisung (SOP) Troponin I** des Zentrallaboratoriums des Universitätsklinikums Erlangen. Gültig ab 20.30.2008; freundlicherweise zur Verfügung gestellt durch Herrn. Dr.Hans Parsch.

86. **Stüber F, Petersen M, Bokelmann F, Schade U. (1996).** A genomic polymorphism within the tumor necrosis factor locus influences plasma tumor necrosis factor-alpha concentrations and outcome of patients with severe sepsis. *Crit Care Med* 24:381-384

87. **Suleiman M-S, Zacharowski K, Angelini GD. (2008).** Inflammatory response and cardioprotection during open heart surgery: the importance of anaesthetics. *British Journal of Pharmacology* 153:21-33

88. **Tanaka K, Ludwig LM, Kersten JR, Pagel PS, Warltier DC. (2004).** Mechanisms of Cardioprotection by Volatile Anesthetics. *Anesthesiology* 100:707-721

89. **Torre-Amione G, Kapadia S, Lee J, Durand JB, Bies RD, Young JB, Mann DL. (1996).** Tumor necrosis factor-α and tumor necrosis factor receptors in the failing human heart. *Circulation* 93:704-711

90. **Verma S, Fedak PWM, Weisel RD, Butany J, Rao V, Maitland A, Li RK, Dhillon B, Yau TM. (2002).** Fundamentals of Reperfusion Injury for the Clinical Cardiologist. *Circulation* 105:2332-2336

91. **von Borstel TM, Med.Diss., Universität zu Lübeck. (2003).** Cytokinsekretion im perioperativen Verlauf von aortocoronaren Venen-Bypass-Operationen. [Online] 2003. [Zitat vom: 27. April 2012.] http://d-nb.info/974453080/34.

92. **Wan S, LeClerc JL, Vincent JL. (1997).** Cytokine Response to Cardiopulmonary Bypass: Lessons Learned From Cardiac Transplantation. *Ann Thorac Surg* 63:269-276

93. **Wan S, Yim AP. (1999).** Cytokines im myocardial injury: impact on cardiac surgical approach. *Eur J Cardiothorac Surg* 16:107-111

94. **Weerwind PW, Maessen JG, van Tits LJ, Stad RK, Fransen EJ, de Jong DS, Penn OC. (1995).** Influence of Duraflo II heparin-treated extracorporeal circuits on the systemic inflammatory response in patients having coronary bypass. *J Thorac Cardiovasc Surg* 110:1633-1641

95. **Weiskopf RB, Holmes MA, Eger El II, Yasuda N, Rampil IJ, Johnson BH, Targ AG, Reid IA, Keil LC.** Use of Swine in the Study of Anesthetics. [Hrsg.] Moody DC, Phillips LD Swindle MM. *Swine as Models in Biochmedical Research*. s.l. : Iowa State University Press, S. 96-117.

96. **Welters ID, Feurer MK, Preiss V, Müller M, Scholz S, Kwapisz M, Mogk M, Neuhäuser C. (2011).** Continuous S-(+)-ketamine administration during elective coronary artery bypass graft surgery attenuates pro-inflammatory cytokine response during and after cardiopulmonary bypass. *Br J Anaesth* 106(2):172-179

97. **Yang Z, Zingarelli B, Szabó C. (2000).** Crucial Role of Endogenous Interleukin-10 Production in Myocardial Ischemia/Reperfusion Injury. *Circulation* 101:1019-1026

98. **Yeung AC, Hayase M, Fitzgerald P. (1999).** Percutaneous in-situ coronary arter bypass (PICAB): current development status of a novel myocardial revascularization technique (abstract). *J Am Coll Cardiol* 33(suppl):47A

99. **Yoon SZ, Jang IJ, Choi YJ, Kang MH, Lim HJ, Lim YJ, Lee HW, Chang SH, Yoon SM. (2009).** Association between tumor necrosis factor alpha 308G/A polymorphism and increased proinflammatory cytokine release after cardiac surgery with cardiopulmonary bypass in the Korean population. *J Cardiothorac Vasc Anesth* 23:646-650

100. **Zalewski A, Goldberg S, Slysh S, Maroko PR. (1985).** Myocardial protection via coronary sinus interventions: superior effects of arterialization compared with intermittent occlusion. *Circulation* 71:1215-1223

8 Abbildungsverzeichnis

Abbildung 1 - Schematische Darstellung des Blutflusses während antegrader (A) und retrograder (B) Perfusion: rot entspricht arteriellem, blau venösem Blut (nach Kassab GS et al., 2008).. 11
Abbildung 5 - Schematische Darstellung des Troponinkomplexes (nach Dähmlow S, 2006) 33
Abbildung 6 - Zeitlicher Verlauf von Myoglobin, CK-MB und Troponin nach Myokardinfarkt (nach Dörner K, 2003) 35
Abbildung 7 - Schematische Darstellung des Ischämie/Reperfusionsschadens (nach Verma S, 2002) 36
Abbildung 8 - Troponin I - Verlauf (n=5) in Phase I mit Mittelwert und Median.................. 42
Abbildung 9 - Lactat-Verlauf Gesamtübersicht in Phase I (n=15) mit Mittelwert und Median
.... 43
Abbildung 10 - TNF-alpha Verlauf Gesamtübersicht in Phase I (n=15) mit Mittelwert und Median 45
Abbildung 11 - TNF-alpha Gruppe A: Peak bei Zp.1 (n=3) 46
Abbildung 12 - TNF-alpha Gruppe B: Peak bei Zp.2 (n=5) 47
Abbildung 13 - TNF-alpha Gruppe C: Peak bei Zp.3/Zp.4 (n=3)... 47
Abbildung 14 - TNF-alpha Gruppe D: Peak bei Zp.5 (n=1) 48
Abbildung 15 - TNF-alpha Gruppe E: 2 Peaks (n=3).. 49
Abbildung 16 - TNF-alpha high responder mit Spitzen-Konzentrationen >300 pg/ml (n=4). 50
Abbildung 17 - IL-6 Verlauf Gesamtübersicht in Phase I (n=7) mit Mittelwert und Median . 51
Abbildung 18 - IL-6 Gruppe A: Peak bei Zp.1 (n=1).. 52
Abbildung 19 - IL-6 Gruppe B: Peak bei Zp.2 (n=2).. 52
Abbildung 20 - IL-6 Gruppe C: Peak bei Zp.3/Zp.4 (n=2) 53
Abbildung 21 - IL-6 Gruppe D: Peak bei Zp.5 (n=1) 54
Abbildung 22 - IL-6 Gruppe E: 2 Peaks (n=1) 54
Abbildung 23 - IL-6 high responder (n=1).. 55
Abbildung 24 - IL-8- Verlauf Gesamtübersicht in Phase I (n=15) mit Mittelwert und Median
.... 56
Abbildung 25 - IL-8 Gruppe A: Peak bei Zp.1 (n=3).. 57
Abbildung 26 - IL-8 Gruppe B: Peak bei Zp.2 (n=4).. 58
Abbildung 27 - IL-8 Gruppe C: Peak Reperfusion (n=2) 58
Abbildung 28 - IL-8 Gruppe D: Peak bei Zp.5 (n=1) 59
Abbildung 29 - IL-8 Gruppe E: 2 Peaks (n=5) 59
Abbildung 30 - IL-8 high responder mit Spitzen-Konzentrationen >200 pg/ml (n=4) 60
Abbildung 31 - Troponin I in Phase II (n=5) mit Mittelwert und Median 61
Abbildung 32 - Lactat-Konzentrationen in Phase III (n=8) mit Mittelwert und Median 62
Abbildung 33 - Zytokinkonzentrationen in Phase III (n=8) mit Mittelwert und Median 63

9 Abkürzungsverzeichnis

ACB	Aortocoronarer Bypass
ACT	Activated clotting time
ACVB	Aorto-Coronarer-Venen-Bypass
AP-1	Activator protein 1
ARDS	Acute Respiratory Distress Syndrome
ATP	Adenosintriphosphat
AVB	Aorto-koronarvenöser Bypass
BCSF	B-cell stimulatory factor
BE	Base excess
BGA	Blutgasanalyse
BSF-2	B-cell stimulating factor 2
CDF	Cytolytic differentiation factor
cGMP	Zyklisches Guaninmonophosphat
CK-MB	Creatinkinase Isoenzym MB
CP	Creatinphosphat
CPB	Cardiopulmonary bypass
CRP	C-reaktives Protein
CSIF	cytokine synthesis inhibitory factor
CT	Computertomographie
cTnI	Cardiales Troponin I
EKG	Elektrokradiogramm
EKZ	Extrakorporale Zirkulation
ELISA	Enzyme-linked immunosorbent assay
HLM	Herz-Lungen-Maschine
HSF	Hepatocyte stimulatory factor
HZV	Herzzeitvolumen
ICAM-1	Intercellular adhesion molecule 1
IL-6/-8/-10	Interleukin 6/8/10
JAK	Januskinase
KHK	Koronare Herzkrankheit
LAD	Linke anteriore deszendierende Arterie
LIMA	Linke Arteria mammaria interna
LPS	Lipopolysaccharid
MAP	Mittlerer arterieller Druck

MAPK	Mitogen-activated protein kinase
MDD	Minimum detectable dose
mRNA	Messenger ribonucleic acid
NAD / NADH	Nikotinsäureamid-Adenin-Dinukleotid
NAP-1	Neutrophil activating peptid-1
NF-κB	nuclear factor 'kappa-light-chain-enhancer' of activated B-cells
NOS	Stickstoffmonoxid-Synthase
NSTEMI	Non-ST-segment-elevation myocardial infarction
PCI	Percutane coronare Intervention
pCO_2	Kohlendioxidpartialdruck
PEEP	Positive end-exspiratory pressure
PICAB	Percutaneous in situ coronary artery bypass
PICSO	Pressure-controlled intermittent coronary sinus occlusion
PICVA	Percutaneous in situ coronary venous arterialization
pO_2	Sauerstoffpartialdruck
PTCA	Perkutane transluminale koronare Angioplastie
RCA	Rechte Koronararterie
RCX	Ramus circumflexus
RIVA	Ramus interventricularis anterior
S_aO_2 / S_vO_2	Arterielle / venöse Sauerstoffsättigung
SCVB(G)	Selective coronary venous bypass (grafting)
SERCA 2	Sarcoplasmic/endoplasmic reticulum calcium ATPase 2
SIRS	systemic inflammatory response syndrome
SNP	Single nucleotide polymorphism
SRP	Synchronized retroperfusion
SSR	Selective synchronized suction and retroperfusion
TIVA	Total intravenöse Anästhesie
TNF-α	Tumor Nekrose Faktor α
ZVK	Zentraler Venenkatheter

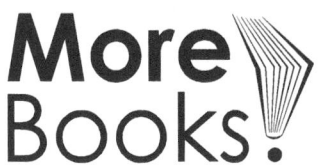

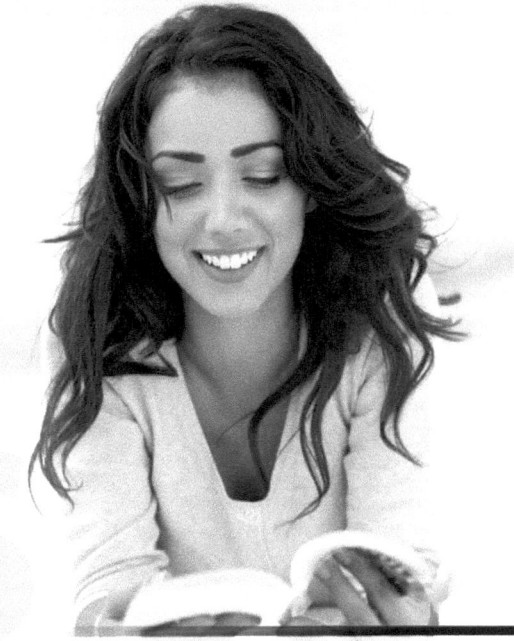

i want morebooks!

Buy your books fast and straightforward online - at one of world's fastest growing online book stores! Environmentally sound due to Print-on-Demand technologies.

Buy your books online at
www.get-morebooks.com

Kaufen Sie Ihre Bücher schnell und unkompliziert online – auf einer der am schnellsten wachsenden Buchhandelsplattformen weltweit! Dank Print-On-Demand umwelt- und ressourcenschonend produziert.

Bücher schneller online kaufen
www.morebooks.de

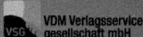 VDM Verlagsservicegesellschaft mbH
Heinrich-Böcking-Str. 6-8   Telefon: +49 681 3720 174   info@vdm-vsg.de
D - 66121 Saarbrücken   Telefax: +49 681 3720 1749   www.vdm-vsg.de

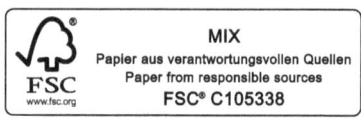

Printed by Books on Demand GmbH, Norderstedt / Germany